L'HOPITAL MARITIME

DE THÉRAPIA

Pendant la guerre d'Orient.

L'HOPITAL MARITIME

DE THÉRAPIA

Pendant la Guerre d'Orient

PAR LE DOCTEUR D. ARNAUD

Chirurgien de 1re classe de la marine,
Membre correspondant de la Société impériale de médecine de Constantinople.

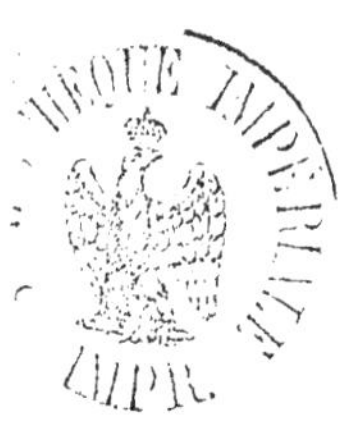

———o♥o———

PARIS

IMPRIMERIE DE W. REMQUET ET Cie

RUE GARANCIÈRE, 5.

1859

A MONSIEUR QUOY

INSPECTEUR GÉNÉRAL DU SERVICE DE SANTÉ DE LA MARINE.

———◇◇———

Monsieur l'Inspecteur général,

La guerre d'Orient est unique dans l'histoire ; la Russie atteinte et vaincue dans Sévastopol est un fait sans exemple dans les fastes militaires. Dans cette lutte tout fut grandiose : la cause et le but, les moyens et l'action. Pour elle, les nations militaires développèrent toutes les ressources dont la civilisation les avait dotées et lui imprimèrent ainsi une physionomie particulière. La part que prit la marine fut immense et glorieuse. Avant l'ouverture des hostilités, nous la voyons par la présence successive d'une escadre, à Salamine, à Bésica, à Constantinople, dans la mer Noire, marquer en l'influençant la marche des complications de ce conflit diplomatique, qui pendant deux ans tint l'Europe en émoi et dont la solution ne fut définitivement fixée que par le congrès de Paris. Pendant la guerre la marine prêta aux mouvements stratégiques une coopération soutenue et s'illustra par des faits d'armes mémorables.

L'histoire, en mentionnant, jusque dans ses moindres détails, ce côté brillant et exceptionnel, accordera, sans doute, une place aux fléaux qui frappèrent sans relâche nos soldats. Les ambulances, les hôpitaux furent de douloureux champs de batailles! Témoins de ces souffrances, de ces cruelles agonies, c'est à nous médecins qu'il appartient de fournir à l'histoire les matériaux qu'elle réclame pour payer un juste tribut d'admiration à ces soldats héroïques, qui attendirent sans murmure cette mort lente, obscure et ignorée, entre toutes la plus triste !

Monsieur l'Inspecteur général, en vous adressant aujourd'hui le rapport des faits que j'ai observés, je remplis un devoir et cède aux impulsions d'une pensée que vous-même aviez pris la peine de développer dans un passage de vos instructions :

« L'organisation de l'hôpital de Thérapia, les services qu'il a rendus;
« doivent laisser quelques traces dans le souvenir de notre médecine navale,
« selon les intérêts de notre corps, et d'un avenir qui peut se représenter

« dans des conditions analogues, je croirais désirable que vous prépariez un
« rapport étendu et détaillé, sur les dates de l'occupation, la description des
« lieux, le mobilier cédé par l'administration turque, la transformation
« de l'annexe caserne, sur les maladies et lésions que vous avez eu à traiter,
« sur leur provenance, leur guérison, leur terminaison funeste ou leur
« évacuation sur France. Ce rapport que vous prépareriez à loisir et d'après
« les documents que vous aurez recueillis, restera à l'inspection du service
« de santé et témoignera un jour. avec les autres pièces, de la part active
« que nous avons prise à ces grandes affaires. »

Vous avez daigné, monsieur l'Inspecteur général, me remercier du zèle
que j'avais apporté à remplir la mission que m'avait confiée l'amiral
Hamelin ; de toutes mes récompenses ce fut la plus douce. Puisse ce travail,
complément de ma tâche, être pour moi un nouveau titre à votre haute
estime !

Je suis avec un profond respect,

Monsieur l'Inspecteur général,

Votre très-obéissant serviteur

D. ARNAUD.

L'HOPITAL MARITIME

DE THÉRAPIA

Pendant la guerre d'Orient.

———o⊙o———

HISTORIQUE ET TOPOGRAPHIE MÉDICALE.

Toutes les fois qu'une escadre doit stationner longtemps dans une localité, il est utile qu'elle ait à sa disposition un ou plusieurs hôpitaux. Longtemps avant le départ de Bésica pour Constantinople, alors que personne ne prévoyait encore le point où nous amèneraient les événements, l'amiral Hamelin se préoccupait de la création d'un hôpital dans le Bosphore, dans le cas probable où l'escadre y séjournerait quelque temps. A peine arrivé à Beïcos, 13 novembre 1853, l'amiral, désireux de mettre son idée à exécution, fit demander au gouvernement turc la cession d'une petite caserne placée sur la côte d'Asie, à l'entrée d'une vallée dite du Grand-Seigneur. — Une commission fut nommée pour examiner la localité, reconnaître le parti qu'on pourrait en tirer, et, avant même d'avoir reçu une réponse, tant était vif son désir, l'amiral voulut que le personnel fût nommé. Je venais d'être promu au grade de chirurgien de première classe, et je dus à cette circonstance d'être désigné. Sur ces entrefaites, le gouvernement turc fit répondre que la caserne demandée pour être convertie en hôpital était malsaine (nous ignorions en effet alors combien la vallée du Grand-Seigneur est dangereuse par ses miasmes palustres) ; il offrit de céder à la marine un hôpital tout installé qu'il possédait à Thérapia.

Par un ordre du jour (21 novembre 1853), l'amiral Hamelin

fit connaître à l'escadre que l'hôpital de Thérapia recevrait des malades le 7 décembre, et désigna le personnel de l'hôpital :

MM. Fournier, aumônier de l'*Iéna ;*
Lefraper, aide-commissaire, remplacé par M. J. Michelin en 1854 ;
Arnaud, chirurgien de première classe ;
Bonnet et Castillon, chirurgiens de troisième classe ;
Giraud, infirmier major ;
Huit infirmiers matelots.

Les besoins du service firent souvent changer le personnel. MM. les chirurgiens de troisième classe, Longuéteau, Autrie, Reynaud, Audibert, chirurgiens entretenus ; Lanquetin, Morin, Favel, Fournier, chirurgiens auxiliaires, furent tour à tour désignés. M. Carle, envoyé en janvier 1854, fut nommé chirurgien de deuxième classe, et resta remplissant les fonctions de prévôt jusqu'en juin 1856 ; son concours intelligent me fut des plus utiles. Enfin, pendant l'année 1855, un pharmacien auxiliaire, M. Beau, envoyé de Paris, remplaça un des chirurgiens de troisième classe. A cette époque aussi, des sœurs de charité, au nombre de trois, vinrent donner leurs soins à nos malades. Lorsqu'en juillet 1854, l'hôpital s'agrandit par la cession d'une aile de bâtiment servant de caserne, le personnel médical se trouva ainsi formé : un chirurgien de première classe, un de deuxième classe, deux de troisième classe ; le nombre des infirmiers matelots fut porté à quatorze.

En face de Beïcos, le rivage de la côte d'Europe se creuse, décrit un arc peu profond et forme ainsi un gracieux petit golfe où les flots viennent mourir par molles ondulations. Des maisons en s'élevant sur les bords de ce golfe ont formé un village dont le nom Thérapia dérive certainement de θεραπευω ; le nom *Pharmaceus*, qu'il portait dans l'antiquité, eut une origine toute mythologique : Médée, revenant de la Colchide avec Jason, aurait déballé sur ce point ses drogues magiques et ses élixirs enchantés.

De hautes collines aux inflexions onduleuses limitent, en l'encaissant, la baie et la vallée qui la prolonge, de sorte que les maisons, d'abord groupées dans la vallée, s'étagent bientôt sur les flancs des collines où, entourées de leurs jardins, elles présentent un aspect des plus pittoresques. Ces habitations aux couleurs variées, rendues éclatantes par le soleil d'Orient, surgissént des touffes de verdure qui les enchatonnent et ont souvent rappelé à mon esprit ce vers de Mélibée à ses chèvres :

« Dumosa pendere procul de rupe videbo. »

Malheureusement un ruisseau que l'été dessèche, tandis que l'hiver le convertit en torrent, devient, par une incurie coupable, la source de miasmes paludéens ; c'est ce qui fait que les habitations sont d'autant plus saines qu'on se rapproche davantage du Bosphore. Quand le golfe s'entr'ouvre pour confondre ses bords avec ceux du canal, l'influence du vent qui vient de la mer Noire se fait sentir, et, si pendant l'hiver le froid est plus vif dans cette partie, on y trouve pendant la saison chaude une fraîcheur quotidienne délicieuse. C'est là que les gens aisés ont établi leurs campagnes d'été : du côté nord se trouvent les ambassades de France et d'Angleterre, tout le côté sud appartient au sultan.

Avant la révolution grecque de 1821, une série de kiosques et de palais étalaient sur ces rives leur luxe avec une certaine emphase ; mais quand le souffle de la colère du sultan Mahmoud eut passé par là, tout ce qui ne fut pas détruit resta confisqué Cette vaste terrasse que l'œil du voyageur aperçoit nue et dévastée supportait le splendide palais du prince Hypsilanti ; maudit au nom du Prophète, ce terrain porte encore aujourd'hui le stigmate de la désolation. Le kiosque favori de la sultane Validée, qui fut d'abord occupé par le maréchal de Saint-Arnaud, et plus tard converti en hôpital pour les Anglais, deux vastes maisons cédées encore à nos alliés pour l'hôpital, étaient les seuls restes d'une splendeur dont les vieux habitants de Thérapia ne parlent qu'avec enthousiasme.

L'hôpital qui nous fut cédé avoisinait le kiosque Validée et avait été bâti, à ce qu'il paraît, sur l'emplacement d'une chapelle grecque. Pénétrons-y : après avoir franchi une porte de mince apparence flanquée de deux guérites bariolées, on se trouvait dans une cour assez spacieuse, dépourvue d'ombrage, de forme parallélogrammique. En face s'élevait un bâtiment à deux étages formant l'hôpital proprement dit, derrière lequel se trouvaient la cuisine, un lavoir, une terrasse assez spacieuse et un bain turc. Du côté gauche, une aile du bâtiment servant de caserne tombait perpendiculairement sur l'hôpital ; du côté droit se voyait, couvert d'un tapis de chèvrefeuille, le mur élevé qui le séparait du kiosque, et contre lequel on avait construit un petit

pavillon; une autre aile de bâtiment attenant à la caserne servait de logement aux officiers et renfermait la pharmacie.

Une figure très-simple rend saisissable cette disposition.

Plan de l'hôpital de Thérapia.

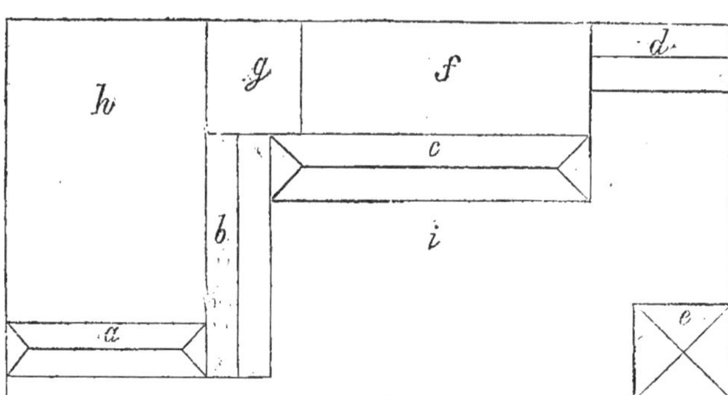

a. Logement des officiers de santé, etc. — *b.* Caserne. — *c.* Hôpital. — *d.* Logement des
sœurs. — *c.* Pavillon du chirurgien de garde. — *f.* Terrasse et bain turc. — *g.* Cour. —
h. Jardin. — *i.* Cour d'entrée.

La situation de cet hôpital était très-heureuse: une haute colline boisée l'encadrait du sud au nord-ouest, tandis que le mur
qui le séparait du kiosque l'abritait contre les vents du nord et
du nord-est qui soufflaient de la mer Noire; du nord-est au sud,
il regardait la côte d'Asie dont le séparait le Bosphore.

Protégé par cette situation, l'hôpital proprement dit ne res-
sentait que faiblement les variations atmosphériques très-brus-
ques qui existent dans le haut Bosphore.

En effet, à Thérapia, toute la météorologie repose sur la pré-
dominance de deux vents : celui du nord, froid, sec, devenant
humide quand il passe au nord-nord-est; celui du sud, chaud et
lourd. En hiver comme en été, le passage du vent qui souffle de
la mer Noire à celui qui vient de la mer de Marmara dé-
termine des oscillations thermométriques de 5 à 20 degrés. Or,
l'hôpital, abrité contre ces deux vents, n'en éprouvait qu'une influence peu marquée, qu'il était facile d'ailleurs de contre-ba-
lancer par les calorifères ou une aération suffisante. Pendant
l'été, le vent du nord, qui presque tous les jours souffle réguliè-
rement, amenait dans les salles une fraîcheur bienfaisante; jamais on n'éprouvait là cette chaleur accablante si vivement res-
sentie dans le village trop abrité contre le vent du nord. On

peut affirmer que, dans le Bosphore, l'été, tempéré par la brise, n'est pas chaud.

Pendant les trois hivers que nous y avons passés, le froid n'a jamais fait descendre le thermomètre au-dessous de 7°, et cette basse température ne se soutenait pas. L'automne magnifique empiète sur l'hiver, lequel, à son tour, se rattrape sur le prin-temps ; les mois de l'année les plus froids sont mars et avril ; nous avons toujours eu de la neige vers la fin de ce dernier mois. Les pluies sont fréquentes l'hiver, mais en été elles n'ont lieu que par averses. En somme, Thérapia, placé entre 41° et 42°, se trouve dans la zone des pays tempérés méridionaux, et sa climatologie est en rapport avec cette situation géographique.

Bâti sur une voûte qui l'élevait à six pieds du sol, l'hôpital, construit en bois, comme la généralité des habitations orientales, était assez éloigné du cours de l'eau pour ne pas en ressentir une fâcheuse influence ; chacun de ses étages, divisé par une cloison, formait deux salles spacieuses, percées des deux côtés de nombreuses fenêtres à double châssis, près du plafond, en face les unes des autres, favorisant ainsi une facile aération. Le second étage s'ouvrait sur une terrasse fort vaste sur laquelle nos malades pouvaient aller se promener et jouer. Chaque salle contenait seize lits en fer encadrés de rideaux blancs et munis d'un matériel fort convenable. Entre les lits se trouvait une table de nuit supportant un plateau en cuivre étamé, une écuelle et une pinte. Des draps, des couvertures, des chemises, des ca-potes, des pantoufles, enfin tout ce qui parut utile, nous fut cédé par le gouvernement turc, et nous donna le temps de demander au port de Toulon le matériel nécessaire. Un inventaire fut dressé par les soins du commissaire de l'hôpital, M. Lefraper, afin qu'il nous fût facile, quand viendrait l'évacuation, de rem-placer les objets usés ou consommés.

La partie destinée au logement des officiers turcs se composait de trois petites chambres ayant vue sur le Bosphore ; l'aumônier, le commissaire et moi en prîmes chacun une. Sur le derrière une pièce servit de salle à manger où une table commune réunit le personnel. Cette mesure devint la source d'une douce intimité qui s'établit entre les membres de notre colonie et permit, en satisfaisant aux exigences du service, de lutter plus facilement contre les regrets de la patrie. Une petite pharmacie coquettement disposée complétait la série des pièces de cette aile de bâtiment. La pharmacie de Saint-Benoît, à Constantinople, nous fournit des médicaments jusqu'au jour où le port de Toulon nous envoya, sur des demandes spéciales, tout ce dont nous avions besoin.

Le pavillon adossé contre le mur de séparation servait de logement à MM. les chirurgiens de troisième classe, qui en occupaient le premier étage; la garde fournie par le navire stationnaire occupait le rez-de-chaussée. Elle se composait de sept matelots et d'un quartier-maître; on la changeait tous les huit jours. Le logement des sœurs avoisinait le bain; on avait disposé, pour elles, deux petites pièces qui, en les isolant du reste de l'hôpital, leur permettaient cependant de gagner facilement les salles, à l'aide d'un escalier qui conduisait à la terrasse.

Si les règles de l'hygiène avaient été observées dans la construction de l'hôpital, on les avait négligées dans l'aile du bâtiment servant de caserne. Ici, on avait coupé la colline et adossé contre elle une des faces du bâtiment qui ne s'en séparait complétement qu'au premier étage, de sorte que le rez-de-chaussée, envahi par l'humidité, aéré d'un seul côté, se trouvait mal éclairé et peu salubre.

Le premier étage de cette caserne, dessiné par une galerie parallélogrammique, était trop exposé au vent du nord, n'étant pas protégé par le mur de séparation; de plus sa configuration ne permettait pas de placer des poêles. Quand le nombre des malades nous força à demander la cession de cette caserne (juin 1854), jusque-là occupée par cinquante soldats turcs, les soixante-dix lits que nous y plaçâmes ne reçurent que des convalescents.

Le bain entre trop dans les habitudes de la nation turque pour ne pas être nécessairement adjoint à un hôpital. Celui que nous possédions était fort propre; de larges dalles en marbre, des fontaines ciselées, des vitraux coloriés, les enluminures du dôme, indiquaient tout le soin qu'on avait apporté à cette construction. Les ablutions et la propreté du corps imposées par le Coran sont utiles au soldat turc et conviennent parfaitement à un hôpital; aucun malade ne pouvait être admis sans avoir préalablement passé par le bain; toute chaussure déposée à la porte ne venait jamais salir le parquet bien entretenu. La première fois que nous visitâmes ces salles, tout y respirait l'ordre et la propreté.

La cuisine était à l'état primitif; si, comme on l'a prétendu, l'art culinaire indique le degré de civilisation d'une nation, la Turquie occuperait, dans cette échelle, un des plus bas échelons. Qu'on se figure, sous une grande voûte servant de cheminée, quatre pierres alignées sur lesquelles prenaient place deux chaudières devant suffire à tous les besoins. Pendant trop longtemps nous ne fûmes pas mieux partagés; ce n'est qu'à la fin de 1855 qu'une cuisine convenable vint permettre de fournir aux malades un régime plus facilement varié et qu'on n'avait obtenu jusque-là qu'avec beaucoup de peine. Deux fontaines, alimentées par le grand aqueduc qui conduit les eaux de Belgrade, donnaient pour la cuisine et la buanderie une eau abondante et fort bonne; il fallut dépenser une somme de 2,000 francs pour entretenir et réparer les conduits d'alimentation. J'indique avec intention cette particularité pour montrer que rien ne fut négligé afin d'augmenter le bien-être des malades. Les ordres formels de l'amiral me laissaient libre dans l'achat des denrées alimentaires, des médicaments et des appareils; c'est dire que si tout le confortable ne fut pas immédiatement obtenu, il faut en rechercher la cause dans les circonstances où nous nous trouvâmes placés.

Une chambre séparée de la cuisine par une cour assez vaste fut destinée à recevoir les morts. Dans les premiers temps de l'arrivée de l'escadre à Béicos on avait obtenu sur la côte d'Asie la cession d'un terrain pour servir de cimetière; il fallait donc, chaque fois que nous avions un décès, traverser le canal et transporter le mort en Asie; cette translation, à part ce qu'elle avait de pénible, ne s'exécutait pas avec toute la régularité désirée; nous demandâmes et obtînmes qu'un terrain placé en dehors du parc du Kiosque, peu éloigné de notre hôpital, serait converti en cimetière et qu'un mur d'enceinte le protégerait. C'est là qu'au milieu de deux cent soixante-dix matelots, reposent par rang de date:

Camille Parseval, commis de marine, mort d'une fièvre typhoïde contractée à Kamiesh ;

Vallois, aide-commissaire de l'Algérie, mort d'une dysenterie;

Louis Tanquerey, chirurgien de première classe, embarqué sur *le Trident,* mort d'une dysenterie ;

Le capitaine de frégate, D'Heureux, mort d'un accès pernicieux ;

Des officiers de santé de la marine morts pendant la guerre, Tanquerey est le seul dont la dépouille repose dans ce cimetière cédé à la France par le sultan avec une certaine solennité.

Le Caot Kernoter, chirurgien de première classe ;

Lobos, Macé, Simon, chirurgiens de deuxième classe;
Dubourg, Garnier, chirurgiens de troisième classe ;
Favel, Lafond, Sainte-Fauri, chirurgiens auxiliaires;
Ont été enterrés là où la mort les a frappés.

Pour eux, M. Jules Roux se montra bien l'interprète des sentiments de nous tous, quand, au banquet du 20 août 1856, offert à Paris, par les médecins civils aux médecins de l'armée et de la flotte, il termina son discours par cette belle pensée : « Honneur, mille fois honneur au talent, au courage, au dévouement de nos généreux confrères des armées et des flottes d'Orient, morts du choléra, du typhus, au champ d'honneur, au chevet du matelot et du soldat. »

RELATION MÉDICO-CHIRURGICALE.

La proposition de Baglivi : « *Duo sunt medicinæ cardines, ratio scilicet et observatio,* » a reçu bien des interprétations.

Les faits particuliers recueillis par l'observation n'ont d'importance et d'utilité qu'autant que le raisonnement, en s'y appliquant, établit leurs rapports, leurs lois ; en un mot, fonde sur eux une théorie qui, expliquant les causes, permet de prévoir les résultats

Depuis trois mille ans que les abords de la science sont encombrés de faits, que d'interprétations ont surgi ! Systèmes ingénieux souvent, mais toujours frêles édifices bientôt renversés. Espérer que la science médicale atteindra un jour la précision et le degré de certitude qui distinguent les sciences physiques, c'est poursuivre une chimère : le génie de quelques hommes l'a vainement tenté ! Notre art présente assez de difficultés pour que l'expérience de chacun vienne au secours du médecin trop souvent livré sans boussole au hasard de ses inspirations de ses essais ou des événements. En attendant que le Newton de la médecine paraisse, rappelons-nous les tables publiques du temps d'Hippocrate, et que chacun apporte, pour si minime qu'elle soit, sa part de matériaux au perfectionnement d'une science que sa mission place entre toutes au premier rang.

Du 1er décembre 1853 au 1er août 1856, l'hôpital de Thérapia reçut deux mille deux cent dix-sept malades. Ils provinrent constamment de trois sources bien distinctes : la France, le Bosphore, la Crimée ; mais la physionomie tranchée que cette provenance imprima aux cas morbides, si elle dut nous préoccuper au lit du malade, ne saurait servir de base à une exposition. Les

saisons, les épidémies, ce qu'on a appelé les constitutions médi-
cales ont également trop varié. Il m'a donc paru utile de distri-
buer simplement dans un tableau général toutes les maladies
observées; ainsi se trouvera tracée la marche à suivre pour les
passer en revue, les analyser, les présenter sous leur côté inté-
ressant, sans cependant donner à ces considérations un développement qui dépasserait les limites de ce travail.

GENRE DE MALADIES.			Entrés.	Sortis.	Évacués sur France.	Morts.
Fièvres	continues à exanthème	typhus.	102	80	»	22
		fièvre typhoïde.	219	110	34	75
		variole.	58	58	»	»
		scarlatine.	8	7	»	1
		rougeole.	2	2	»	»
	sans exanthème, intermittentes.	éphémère inflammat.	8	8	»	»
		éphémère bilieuse.	23	23	v	»
		simple.	51	49	2	»
		pernicieuses.	7	2	»	5
	rémittentes.		17	17	»	»
Choléra.			70	30	9	31
Scorbut.			384	247	125	12
Rhumatisme.			76	68	8	»
Phthisie.			89	2	9	78
Pneumonie.			122	84	23	15
Pleurésie.			49	26	9	14
Bronchite.			208	155	53	»
Laryngite.			6	4	1	1
Maladie du cœur.			7	»	5	2
Diarrhée simple.			104	104	»	»
Dysenterie.			80	45	12	23
Hépatite			16	6	»	10
Meningo-encéphalite.			9	7	»	2
Apoplexie.			2	»	1	1
Aliénation mentale.			4	»	4	»
Epilepsie.			3	»	3	»
Chorée			2	»	2	»
Hémiplégie.			5	»	5	»
Amaurose.			2	»	2	»
Héméralopie.			7	7	»	»
Totaux.			1740	1141	307	292

L'ordre dans lequel j'ai rangé les maladies internes fait pres-
sentir le fond de mes idées en ce qui concerne les pyrexies. Sur
ce terrain où tant de doctrines se sont élevées, la controverse
est encore trop vive pour établir un classement sans essayer de
le justifier. La division des fièvres d'après le type a traversé les
âges; fait d'observation, elle entraîne dans le traitement des médications spéciales et mérite d'être conservée. Dans l'ordre des
fièvres continues j'ai pris pour caractère l'exanthème cutané et

j'ai formé deux genres que la pratique sanctionne ; la fièvre typhoïde et le typhus prennent ainsi place à côté des fièvres exanthématiques. Willis, Lecat et surtout M. Bretonneau, mettant en
relief tous les traits de ressemblance, ont essayé ce rapproche-
ment pour la fièvre typhoïde ; Hildenbrand, Razori, l'ont entrevu
pour le typhus. Symptôme presque constant, l'éruption sert
très-bien à séparer les diverses espèces, et présente autant de
valeur que l'ataxie, l'adynamie ou la stupeur. Toutes ces fièvres
continues ont des caractères généraux qui n'ont pas échappé
aux observateurs : cause spécifique, déterminations morbides
constantes, congestions des parenchymes ; enfin, et ceci doit être
noté, le fond de chacune de ces maladies restant le même, peut
représenter les principaux accidents du cadre nosologique et,
suivant la constitution du sujet, les influences climatériques, af-
fecter un type et des formes insolites.

§ I. *Typhus*. Nous avons défini le typhus (1) une fièvre essentielle continue, miasmatique, née d'une cause spécifique :
l'encombrement ; marquée par une éruption caractéristique à laquelle se joignent la stupeur, le délire, le trouble des sens ; par-
courant enfin des périodes parfaitement tranchées.

La cause essentielle, constante, du typhus est l'encombrement.

Le banal cortége étiologique qu'on octroie si facilement à
toute maladie se place ici au second rang ; si on le fait intervenir, il ne faut pas masquer comme à plaisir ce fait incontestable
que l'encombrement seul produit le typhus. Cette étiologie qui
fixe la nature, explique les symptômes, guide le traitement, ne
saurait trop être mise en relief. Toutes les fois que des hommes
sains, et surtout malades, seront agglomérés en trop grand nombre dans un espace insuffisamment aéré, un empoisonnement
aura lieu, ayant pour expression les symptômes du typhus. Les
navires de l'État où le typhus éclata ne pouvaient échapper à ce
fléau qu'en instituant une ventilation soutenue et suffisante,
lorsque les circonstances les forçaient à prendre le double de
malades qu'il était prudent d'embarquer. Le typhus, une fois
créé, se propage : c'est encore là un caractère fondamental qui
sert à le distinguer. Il y a intoxication comme dans les fièvres
palustres, avec cette différence que, tandis que le miasme palustre épuise son action dans l'organisme sans s'y reproduire, le

____

(1) Voir les mémoires lus à la Société impériale de médecine de Constantinople.

miasme typhique se régénère. Cette dernière propriété semblerait donc le rapprocher des affections exanthématiques contagieuses. Mais ce qui l'en distingue c'est que, n'étant pas le résultat d'un germe il n'affecte pas le même mode de reproduction : un typhique dans une salle bien aérée ne fera pas éclore le typhus, et nous savons qu'il n'en serait pas de même d'un varioleux placé au milieu de malades non vaccinés. Le typhus, comme la pourriture d'hôpital, peut être créé à volonté. Dupuytren, dans son rapport à l'Institut, nous apprend que dans des salles toujours les mêmes on faisait apparaître à volonté la pourriture d'hôpital en augmentant ou diminuant le nombre des lits (cette observation a depuis été très-souvent renouvelée). Ainsi se comporte le typhus. Pour le créer et le voir se propager, il suffit que l'air qui va servir à l'hématose ait été modifié dans ses qualités. En attendant que les progrès de la chimie isolent le miasme typhique, il est permis de l'admettre par des effets non moins constants que ceux produits par le miasme palustre. L'un et l'autre, introduits dans l'économie, peuvent y rester un temps plus ou moins long à l'état latent, être éliminés par les voies naturelles sans manifestation morbide, ou manifester leurs effets par des phénomènes qui constituent les divers degrés du typhus, comparables aux degrés variés de l'intoxication paludéenne. Le mode d'action de ce miasme, soumis à toutes les variations résultant des circonstances dans lesquelles il se produit, fait naître des différences assez tranchées ; des formes variées seront décrites et surajoutées sans doute à l'espèce type quand l'histoire du typhus sera complète. Ce miasme doit agir en raison directe de ses qualités, de la quantité absorbée, et aussi de l'organisme sur lequel il exerce son action ; de là, une période d'incubation variable, mais irrécusablement établie par nos observations sur les bâtiments où s'est montré le typhus.

Mois.	PROVENANCE.	Entrés.	Guéris.	Morts.	Jours de Maladie.	Jours de convalescence.
Février	Vauban.	20	16	4	10	9
Mars .	Eldorado	42	33	9	10 1/4	11
Avril. .	Christophe-Colomb. .	30	24	6	12	11
	Divers.	10	7	3	10	10
	Totaux. . . .	102	80	22		

Le 22 janvier 1856, le *Vauban* partit de Kamiech, ayant à bord 240 malades qu'il déposa à Constantinople le 24. Le typhus se montra à bord le 5 février, alitant en quatre jours 78 hommes, dont 20 furent envoyés à notre hôpital. Soit 12 jours d'incubation.

L'*Eldorado* déposa, le 28 février, à Constantinople, 268 malades pris à Kamiech le 26. Du 9 mars au 27, le typhus frappa 42 hommes qui me furent adressés, 40 autres environ furent atteints et envoyés à Calchi.

Après deux évacuations faites coup sur coup, le *Christophe-Colomb* vit apparaître le typhus 16 jours après la première évacuation ; de ces typhiques, dont le nombre s'éleva à 50, on nous en envoya 30.

L'*Orénoque* fit aussi deux évacuations et compta 115 cas de typhus envoyés à Calchi ; seulement, lors de son passage, ce bâtiment déposa dans notre hôpital 2 scorbutiques, 1 vénérien, 1 blessé, et remit à la *Belle-Poule* 2 matelots que l'amiral renvoyait à ce bâtiment. Ces 4 malades et les 2 matelots ont eu le typhus en même temps que l'équipage de l'*Orénoque*.

Il me semble donc que le typhus a une période d'incubation qui s'accomplit fatalement au sein ou hors du foyer épidémique, et dont la durée ne saurait présenter à la rigueur rien de fixe ; nous la voyons ici osciller de 10 à 20 jours.

Les prodromes ont été marqués par des frissons prononcés et une sensibilité au froid : ainsi tous les typhiques du *Vauban* attribuaient la cause de leur mal au lavage du pont, — bientôt une céphalalgie intense et incommode s'accompagnait de brisement dans les membres, de lassitude, de prostration ; les facultés intellectuelles à ce moment n'étaient pas troublées ; la langue se présentait blanche, large, humide ; on observait de la soif et de l'anorexie. A ces symptômes prodromiques d'une courte durée succédaient ceux de l'intoxication confirmée.

Le phénomène prédominant ici était la stupeur, c'est-à-dire, cette hébétude de la physionomie, cette paresse de l'intelligence, qui ont valu à la maladie le nom de typhus ; ce facies turgide, vultueux, avec injection prononcée des conjonctives, n'exprimant que l'étonnement, est, en effet, caractéristique. La peau sèche, brûlante, coïncide avec un pouls plein, large, fréquent ; la diarrhée est rare ; le météorisme nul ; l'haleine devient fétide, la déglutition est pénible, le fond de la gorge se montre rouge et luisant. Le râle sibilant a été constant; il acquérait même, le plus souvent, une exagération marquée.

Enfin, l'exanthème apparaissait du quatrième au cinquième jour sur la poitrine, le ventre, et, dans les cas les plus graves, mais exceptionnellement, sur les bras : taches rouges, violacées de 0ᵐ,001 à 0ᵐ,005 avec saillie au-dessus de la peau et ne disparaissant pas sous la pression.

Cet exanthème que nous avons toujours constaté suffirait à lui seul pour assurer au typhus une place distincte dans le cadre nosologique.

Dans la période ataxique on notait : délire bruyant, surtout la nuit, tourné souvent au suicide; hallucinations bizarres; somnolence à degrés nombreux aboutissant au coma ; prostration complète des forces ; typhomanie; frémissements musculaires; pouls petit, fréquent, serré; abdomen indolore, affaissé; selles involontaires; décubitus dorsal. Si l'affection doit avoir une issue heureuse, on voit le délire cesser brusquement, la peau devenir moite ; des sueurs critiques se montrent, les urines deviennent claires, abondantes ; le malade, comme s'il sortait d'un long sommeil, a conscience du mieux qui s'opère en lui; si, au contraire, les symptômes s'aggravent, la mort survient vite au milieu de phénomènes adynamiques.

La convalescence, dès qu'elle commence, se fait franche et rapide ; en peu de jours, une faim dévorante invite le malade à réparer les pertes éprouvées par l'organisme. La moyenne de sa durée a été de 10 jours.

Nous avons fait 22 autopsies, mais 13 fois seulement le crâne a été ouvert.

Les lésions les plus fréquentes ont été du côté du cerveau ; injections prononcées des méninges, rappelant celles des individus morts à la suite d'un accès pernicieux; vaisseaux de la substance cérébrale plus rarement injectés; peu de sérosité dans les ventricules; infiltration séreuse de la pie-mère et surtout épanchement considérable dans l'arachnoïde au niveau des fosses occipitales. Il nous est arrivé trois fois de trouver les organes encéphaliques parfaitement sains, tandis que des congestions considérables se remarquaient dans les poumons, le foie et la rate, chez des typhiques morts dans la période ataxique. D'ailleurs ces congestions des organes parenchymateux ont beaucoup varié.

L'intestin et les ganglions mésentériques n'ont pas offert

des altérations tranchées, car le pointillé noir ou de légères arborisations ne sauraient être considérés comme des lésions notables. Notons l'absence de l'exanthème dothiénentérique.

Le typhus est une maladie qu'il faut prévenir et sur laquelle l'hygiène peut tout; éviter l'encombrement, disséminer les malades, aérer et tenir propres les lieux où le typhus existe, sont des moyens certains de le combattre et de l'éteindre. J'ai la conviction que nos équipages n'auraient pas eu le typhus si, malgré l'encombrement, un ventilateur comme celui de M. Van-Hecke avait renouvelé l'air des batteries et du faux-pont. Si le typhus ne s'est pas propagé à notre hôpital, si nos sœurs, les chirurgiens, les infirmiers n'ont pas été intoxiqués, c'est aux mesures d'hygiène que nous en fûmes redevables.

Il n'existe pas de spécifique pouvant juguler le miasme intoxicateur. Favoriser son élimination, combattre les symptômes prédominants, entretenir la liberté du ventre, exciter la sécrétion urinaire, les fonctions de la peau, tel est le seul résultat que l'on peut espérer atteindre dans le typhus confirmé.

§ II. *Fièvre typhoïde.* Il y a quelques années à peine, la fièvre typhoïde avait absorbé en elle toutes les fièvres, et la plupart des médecins, en France, avaient adopté l'opinion de M. Louis, nettement exprimée sur ce point. Cette unité morbide, à des degrés divers, sous des formes nombreuses, qui représentait toutes les fièvres, ne servait qu'à rendre la thérapeutique plus indécise et moins certaine. On reproche avec raison à Sauvages d'avoir trop multiplié les espèces; mais rapporter toutes les fièvres à la gastro-entérite ou à la fièvre typhoïde, c'est tomber dans un excès tout aussi répréhensible. — La fièvre éphémère inflammatoire ou bilieuse, la fièvre rémittente, ne peuvent être, au lit du malade, confondues avec la fièvre typhoïde. — N'en est-il pas de même du typhus? Quand, au sein de la Société impériale de médecine de Constantinople, je m'élevai contre cette identité en invoquant la nature, la cause essentielle, l'évolution symptomatique, la marche, la durée, la terminaison, les lésions anatomiques, propres à chacun de ces deux états morbides, je tins à honneur de montrer que les chirurgiens de la marine, si souvent aux prises dans les bagnes avec le typhus, avaient toujours eu garde de le confondre avec la fièvre typhoïde. M. Jules Roux sanctionna de son autorité cette assertion, en rappelant dans une lettre succincte les mémoires de M. Fleury en 1830, de M. Faure en 1845, de M. Barrallier en 1855, adressés à l'Académie de médecine.

En France, malgré les observations de MM. Pellicot et Fleury, Faure, Landouzy et Forget, nonobstant les assertions de M. Guéneau de Mussy qui était allé étudier le typhus *fever* de l'Irlande, on tenait à ne pas séparer les deux maladies. En vain, MM. Gerhard en Amérique, Herzog en Prusse, Thiéman en Russie, produisaient des descriptions du typhus ne ressemblant pas à la fièvre typhoïde; il fallait, pour convaincre, ce terrible exemple de notre armée d'Orient où l'on vit 20,000 hommes périr du typhus à côté de nos alliés les Anglais qui n'en ressentirent presque pas les effets.

Les causes de la fièvre typhoïde ont été multiples et obscures. Pour la produire, le changement de climat, de pénibles travaux, des variations brusques dans l'atmosphère, l'encombrement à bord, le séjour dans des localités insalubres, réunirent leur action. Nos observations corroborent deux points étiologiques déjà établis dans l'histoire de cette affection :

1° Presque toujours la fièvre typhoïde atteint les adultes; nous n'avons parmi nos fébricitants qu'un mousse;

2° Les temps froids et pluvieux ont fourni le plus de fiévreux ; dans ces circonstances, les matelots recherchent les parties basses du navire et ne vont sur le pont que pour les besoins du service.

Ce qui frappe dans la fièvre typhoïde, quelle que soit la forme qu'elle affecte, ce sont les lésions constantes fournies par le tube digestif et qui ne font jamais défaut. C'est encore sur ce tube digestif dont l'examen attentif aura éclairé le diagnostic pendant la vie, que l'anatomie pathologique viendra, après la mort, chercher les caractères définitifs de l'espèce.

L'exanthème cutané a une signification importante, sans être cependant un critérium aussi infaillible que dans le typhus.

Notre intention n'est pas de décrire cette affection ; dans les rapports trimestriels que j'adressais à M. le médecin principal de l'escadre, j'ai relaté plusieurs épidémies dont les caractères essentiels ne différaient pas de ceux que nous trouvons dans les ouvrages de MM. Louis et Chomel ; plus tard, quand le scorbut domina la pathologie, que le choléra, les miasmes palustres et typhiques vinrent, en se combinant, produire des états complexes qui obscurcirent le diagnostic et nécessitèrent une thérapeutique spéciale, ce ne fut qu'après avoir décomposé tous les élé-

2

ments réunis dans un état morbide, qu'il nous fut possible de retrouver la fièvre typhoïde. Les lésions cadavériques, contrôle obligé du diagnostic, ne se montrèrent ni moins complexes ni moins caractéristiques; maintes fois, nous avons conservé, comme pièces curieuses, des intestins criblés d'ulcérations à différents degrés.

Le chiffre élevé des décès qui revient à cette fièvre grandit encore quand on le compare à celui du typhus et de la variole. Pour le légitimer, il suffit de savoir que, tandis que typhiques et varioleux étaient dirigés sur l'hôpital quel que fût le degré de gravité de la maladie, on n'envoyait des fièvres typhoïdes que les plus graves, celles déjà parvenues au deuxième ou troisième septenaire.

C'est surtout à la fièvre typhoïde que l'on peut appliquer cette pensée de Galien : « *Non curatur homo in communi, sed unus quisque nostrum.*» Vouloir formuler un traitement général est en effet chose difficile, dans une maladie dont les formes entraînent tant d'indications diverses !

Les médications le plus en vogue, expérimentées avec soin, ne procurent que des déceptions ! C'est après les avoir passées en revue que nous en étions arrivé à traiter les fièvres typhoïdes suivant les beaux préceptes que Sydenham a formulés contre la petite vérole ! Que de fois au lit du malade, je me suis rappelé ces paroles de M. Andral : «Laisser à la nature, par une médecine expectante, assez de force pour qu'elle puisse tendre spontanément à la résolution de la maladie, ce n'est pas la même chose que de déterminer, par nos médicaments, une réaction tout artificielle, parfois utile, mais souvent aussi sans profit ou nuisible. » Pour ne parler que d'une seule médication rejetée après essai, j'extrais quelques phrases d'un rapport de janvier 1854. « Plusieurs de nos collègues, chirurgiens-majors des vais-
« seaux de l'escadre, pensent que le mouillage de Beïcos, influencé
« par la vallée du Grand-Seigneur, pourrait bien engendrer la
« fièvre typhoïde ou du moins lui donner une forme rémittente;
« ils ont donc employé le sulfate de quinine à haute dose (1 et 2
« grammes en solution par 24 heures), en le faisant précéder
« d'un vomitif ou d'un éméto-cathartique; j'ai cru devoir les imi-
« ter. Certes, quand MM. Broca, Desvouves, annonçaient les
« effets merveilleux de ce sel, quand M. Lauvergne le procla-
« mait un quasi-spécifique, quand enfin le fond de cette fièvre
« pouvait être paludéen à masque typhoïde, cette médication pa-

« raissait des plus rationnelles. Sur 28 fébricitants, 11 traités par
« le sulfate de quinine ont succombé ; 17 ont guéri par les
« émissions sanguines, les purgatifs salins, les boissons diuré-
« tiques. »

Est-ce à dire que le sulfate de quinine doive être banni du
traitement de cette affection ? Non sans doute ; son intervention
sera des plus utiles dans les formes rémittentes , vers le déclin
des convalescences ; mais de là à le présenter comme une pana-
cée, comme formant aveuglément la base d'un traitement, il y a
toute une distance.

§ III. *Les fièvres éphémères,* souvent regardées comme des
fièvres typhoïdes légères , méritent d'en être soigneusement dis-
tinguées. Un traitement intempestif peut prolonger la durée, ou
changer même la nature, de ces pyrexies qui suivent un cours
régulier et se résolvent d'elles-mêmes à l'aide de quelques dé-
layants. Celles qui sont de forme inflammatoire rappellent assez
la première période du typhus; nous les avons observées sur des
matelots forts, vigoureux, produites ordinairement par l'ivresse
ou l'insolation. Celles, au contraire, qui se rapprochent de la gas-
trite de Baillou, de la méningo-gastrite de Pinel, les fièvres bi-
lieuses en un mot, sont dues à une mauvaise alimentation, à un
excès de fruits, à un changement de climat. Au printemps et pendant l'été, nous les avons fréquemment rencontrées sur des matelots arrivés depuis peu de France.

§ IV. A côté de ces fièvres éphémères se placent les *fièvres
rémittentes,* fournies, pendant l'été et l'automne, par les équipages des navires mouillés à Beïcos et affectant, en général, la
forme gastrique. L'état saburral des premières voies , la diarrhée sans météorisme , une fièvre continue modérée avec exa-
cerbation le soir, une soif vive, une inappétence complète, de la
céphalalgie, en formaient les caractères les plus saillants. Pour
cette fièvre , nous songions à cette pensée du bon A. Paré :
« Icelle, n'étant pas périlleuse par elle-même, n'a pas besoin de
tant d'appareils. » Un peu d'huile de ricin , une dose d'ipéca,
constituaient notre médication contre une pyrexie que nous
avions vue se prolonger jusqu'à trois septenaires, en dépit de
médications variées. Le sulfate de quinine lui-même restait impuissant, jusqu'au jour où la maladie se jugeait par une crise :
sueurs, épistaxis ou polyurie.

2.

§ V. *Les fièvres intermittentes* que nous avons eu à traiter provenaient de Kamiech ou avaient pris naissance à Beïcos ; toujours elles s'accompagnaient de complications ou se montraient rebelles à la médication : de là leur envoi à l'hôpital. Quand le quinquina restait impuissant, nous avions recours à l'arsenic, suivant la méthode Boudin, ou à la pipérine. On a lieu de s'étonner de ne point rencontrer la partie active du poivre convenablement étudiée dans les ouvrages classiques de matière médicale, lorsque Franck, Rasori, Méli, s'accordent à lui reconnaître une efficacité incontestable dans la fièvre intermittente. Pour ma part, le succès a dépassé toutes mes espérances dans les essais que j'ai tentés. Sur vingt-quatre fièvres intermittentes, dont six déjà infructueusement traitées par le sulfate de quinine, vingt-trois ont guéri.

Voici comment nous administrions ce fébrifuge : un gramme de pipérine se répartissait dans 20 pilules ; cinq heures avant l'accès on administrait au malade 2 pilules ; et chaque heure augmentait de 2 ; de sorte qu'une heure avant l'accès, il absorbait 8 pilules. Une soif vive, ardente, que le malade devait endurer, un sentiment de chaleur, de pyrosis à l'épigastre, le ralentissement du pouls, résultaient de l'ingestion de ce remède. En général, l'accès manquait ; s'il survenait, il était amoindri ; l'accès suivant, nous portions la dose à 1 gr. 50, puis à 2 grammes. Nous n'avons jamais dépassé cette dose. Depuis j'ai eu bien souvent l'occasion d'expérimenter la pipérine, et jamais elle ne m'a fait défaut.

Cette administration de la pipérine me rappelle un fait assez original.

Mon domestique, atteint d'une fièvre tierce rebelle au quinquina, fut traité par la pipérine. Un premier essai n'ayant pas réussi, je prescrivis 2 grammes de pipérine en 40 pilules ; par une erreur qui pouvait lui être fatale, ce domestique prit 40 pilules de Dupuytren, mais comme il avait eu la singulière idée de les manger avec du pain, le gluten, antidote du sublimé, se trouva ingéré avec lui. Quand la méprise fut reconnue, il y avait une heure que les dernières pilules avaient été avalées, aucun malaise ne se faisait sentir. J'administrai un vomitif qui fit rejeter 6 pilules intactes. Dans la journée, un peu de douleur au niveau de l'ombilic fut le seul symptôme apparent.

Les fièvres intermittentes *larvées* ont été plus fréquemment observées à bord que dans notre hôpital ; leur passage au type continu a été fort rare. Nous pensons avec Sydenham, qui disait que le quinquina ne faisait que suspendre la fièvre, que lorsque le sulfate de quinine ne réussit pas, il faut ne pas insister et employer une autre méthode : les bains, les frictions, le changement de lieu, font souvent merveille.

L'expression la plus terrible de l'intoxication paludéenne est l'accès pernicieux, quelque forme qu'il revête ; sur 7 cas 5 ont été mortels. L'un d'eux mérite d'être mentionné.

Un homme du vaisseau *l'Iéna*, pris à bord d'un accès pernicieux, fut envoyé à l'hôpital après l'accès qui, traité par de hautes doses de sulfate de quinine, avait laissé le malade fort abattu. Nous essayâmes de rappeler les fonctions digestives par des bains, de l'exercice, une alimentation choisie ; le malade paraissait mieux, quand, au dix-huitième jour, un accès pernicieux que rien n'avait pu faire prévoir l'emporta en moins d'une heure.

Il est probable que les accès pernicieux doivent influencer plus profondément la rate que les accès simples, si j'en juge par une observation que j'ai recueillie : Le nommé Lauzach, distributeur du *Valmy*, fut pris d'accès de fièvre intermittente au mouillage de Besica, et entra cinq fois l'hôpital du bord pour y recevoir des soins, du 20 septembre 1853 au mois de juin 1854, époque à laquelle il fut envoyé à l'hôpital avec la note suivante : « Atteint depuis environ huit mois d'accès de fièvre intermittente ; ces accès, d'abord très-réguliers, ont été compliqués d'un accès pernicieux au mois de mars. Depuis cette époque, la fièvre intermittente a repris son caractère de simplicité primitive et ne paraît plus qu'à de rares intervalles. »

En effet, Lauzach présentait au plus haut degré les symptômes de la cachexie paludéenne, et une fois seulement nous constatâmes un accès de fièvre bien caractérisé ; insensiblement les forces se perdirent, le malade mourut dans le marasme. L'autopsie nous montra tout l'organisme sain, à l'exception de la rate qui, hypertrophiée, avait contracté des adhérences avec les organes voisins ; tout son tissu était criblé de petites cavernes à parois dures, remplies d'un pus jaune grisâtre ; on eût dit un poumon tuberculeux à l'état de ramollissement. Cette observation montre la part que la rate prend dans la fièvre intermittente, et indique l'attention qu'elle réclame alors même que le symptôme fièvre a disparu ; de plus, elle explique comment, à chaque accès, la rate congestionnée peut devenir le siége de foyers hémorragiques transformés plus tard en foyers purulents.

§ VI. Dès le début de la guerre, *le choléra* envahit notre armée ; parti de la France avec nos troupes, il eut comme elles ses étapes , avec elles visita les divers points de l'Orient et les escorta jusqu'au retour dans la patrie. La marine eut aussi le choléra d'une manière permanente , à dater du jour où elle éprouva ses plus terribles coups au mouillage de Balchic. Dans l'armée comme dans la marine, le choléra s'est montré avec tous ses caractères trop connus, ses caprices, ses prédilections et jusqu'à ses habitudes. Il y a lieu d'espérer que son mode de propagation et de développement suivi et étudié par des hommes aussi haut placés dans la science que MM. Michel Levy, Baudens, Scrive, représentants de nos savants confrères de l'armée, amènera sur l'étiologie de ce fléau des appréciations importantes et nouvelles.

« On ne connaît pas de maladies qui dévoilent plus efficace-
« ment aux yeux du public les vastes lacunes de la médecine
« et les ténèbres dont elle est environnée, que les épidémies
« meurtrières. » (Sarcone.) Ces ténèbres, l'observation les dissipera un jour; ces vastes lacunes, la science les comblera.

La présence du choléra dans une localité s'explique par une constitution médicale spéciale, ou bien par la transmission pure et simple du germe cholérique. Ces deux causes au lieu d'être séparées méritent d'être réunies. — Le choléra est contagieux par l'air, mais sa propagation exige dans l'atmosphère des conditions à nous inconnues. Nous ignorons la quantité de miasme palustre qui, mêlé à l'air, le rend intoxicateur ; pourquoi nous montrerions-nous plus exigeants à l'endroit du miasme cholérique? Depuis qu'il a abandonné les bords du Gange, n'avons-nous pas vu le choléra parcourir le globe, nous visiter plusieurs fois en suivant une marche souvent prévue? Pour éclairer ce problème étiologique, c'est surtout dans les petites localités que l'observation, plus facile, fournira les matériaux propres à la solution.

Le mois de juillet venait de s'écouler ; le choléra était à Gallipoli, Constantinople, Varna, mais dans le haut Bosphore il n'existait pas encore. Tandis qu'à Thérapia, dans la partie basse et malsaine du village, se montraient des diarrhées ; qu'un capitaine marchand, deux domestiques d'officiers anglais, arrivés tous de Varna, succombaient au choléra et jetaient l'épouvante dans la population ; sur un effectif de 70 malades il n'existait à l'hôpital aucun dérangement intestinal. Certes à cette époque de l'année c'était chose à noter.

Le 2 août, un militaire passager sur *le Canada* fut pris du choléra ; dirigé sur l'hôpital et placé dans un cabinet à part, il soccomba le 7 au soir. — Le 8, un matelot, depuis 35 jours à l'hôpital pour une adénite axillaire, fut atteint d'une violente attaque de choléra et mourut en 10 heures. Bien que séparé par une cloison, le lit du malade était le plus rapproché de celui qu'occupait le militaire du *Canada*. — Le 9, arriva *le Pluton*, qui venait de transporter les cholériques de Kustendjès à Varna ; il envoya 23 hommes de son équipage : 3 moururent en quelques heures, 4 guérirent avec peine, 16 nous offrirent cette forme de choléra si bien étudiée par M. Jules Roux, sous le nom de choléra *sudoral ;* il se traduisait par des phénomènes nerveux, des sueurs, accès périodiques surtout nocturnes, était courbatural. Ce dernier symptôme était le plus saillant. Tous les malades l'accusaient, tandis qu'il fallait rechercher les autres.

Le 10, *le Charlemagne* envoya 2 cholériques. Enfin le 11 *le Cacique* nous apporta 70 malades de l'escadre, parmi lesquels des cholériques ; 2 étaient morts pendant la traversée, 3 succombèrent presqu'en arrivant. A partir de ce moment, l'isolement des cholériques devint impossible, et chaque jour amena de nouveaux cas ayant pris naissance dans les salles, tantôt sur des hommes depuis longtemps à l'hôpital, tantôt sur ceux qui, venus récemment à l'escadre, pouvaient être considérés comme ayant pris le germe de la maladie dans le foyer qu'ils venaient d'abandonner.

Le village de Thérapia n'eut dans sa population que des diarrhées insignifiantes causées soit par la peur du fléau, soit par l'époque de l'année. Quatre ou cinq cas de choléra se produisirent sur des étrangers accidentellement venus dans le village et arrivant de lieux où le choléra sévissait. Notre hôpital, d'ailleurs isolé par sa situation, et dans des conditions hygiéniques bien meilleures que la partie basse et encaissée du village, éprouva donc seul les funestes effets du fléau, mais du jour seulement où il eut reçu des cholériques. Du 2 août au 21, nous eûmes à soigner 39 cholériques parvenus à la période algide ; sur ce nombre, 14 étaient dans l'hôpital depuis longtemps : de ces 14, 7 avaient le scorbut, 6 présentaient des affections diverses des voies respiratoires, 1 était atteint d'adénite. 18 diarrhées qui cédèrent facilement se montrèrent sur les 70 malades jusqu'alors indemnes de dérangements intestinaux. 2 infirmiers succombèrent. Notre digne aumônier, l'abbé Fournier, messieurs les chirurgiens furent influencés ; moi-même j'eus à plusieurs reprises des dérangements assez violents.

Les autres cholériques qui élèvent le chiffre total des cas à 70 et celui des diarrhées à 35 furent admis plus tard et successivement.

Dans cette épidémie, qui eut l'hôpital pour foyer et dura à peine quinze jours, il est impossible de ne pas considérer ces diarrhées jusqu'alors non observées, comme un effet de la présence du choléra dans nos salles, et certainement c'était là un degré d'infection ; la diarrhée prémonitoire indique un empoisonnement qu'il faut se hâter de combattre, et on ne saurait trop la prendre en considération.

Dans les cas de choléra qui ne laissèrent aucun doute, l'invasion se fit d'emblée, et la diarrhée prémonitoire n'eut qu'une durée éphémère. En quelques instants les malades pris dans nos salles passaient à ce degré de choléra algide qui en est le terme le plus redoutable et le plus généralement funeste. Dans les cas les plus graves, la période phlegmorragique fut supprimée ; l'atteinte était si profonde, la sidération des puissances organiques affectées à l'innervation, à la respiration et à la circulation, était si grande, ou pour mieux dire si rapide, qu'elle amenait en peu de minutes la réfrigération de tout le corps. En quatre heures, dans la journée du 12, nous avons vu périr 6 hommes, pris en même temps avec une violence inouïe.

Une période de sidération et une de réaction, tel est l'aspect immuable que revêt le choléra et qu'on retrouve au fond des formes qu'il affecte. La sidération et la réaction sont plus ou moins accentuées, ou bien tronquées et défigurées ; mais qu'on regarde avec soin, et on les retrouvera alors même que le choléra est réduit aux plus légers troubles nerveux.

Dans le traitement du choléra, ces deux états différents constituent des points principaux d'indication, qui servent, concurremment avec l'étiologie, à diriger le praticien dans le choix des médications. La cause, ne l'oublions jamais, c'est l'élément primordial qui caractérise, exprime une maladie, et surtout celui qui dirige la thérapeutique. Eh bien, le choléra est une maladie miasmatique qui reconnaît une cause spéciale, unique, toujours la même, et, comme toutes les affections de cette classe, il offre trois phases parfaitement distinctes : 1° absorption d'un miasme spécial ; 2° effets caractéristiques qu'il produit ; 3° élimination de cet agent délétère.

Qu'il y ait absorption d'un produit septique et que cette absorption ait lieu par les voies pulmonaires, c'est ce que bien peu contestent. Mais ce miasme est-il spécial? Sans aucun doute. Pourquoi ne pas admettre une spécialité en présence des effets caractéristiques produits avec la même constance sous tous les climats et dans les conditions les plus variées? On ne peut pas plus confondre entre eux les miasmes palustres, typhiques, cholériques, pestilentiels, que les virus syphilitique, varioleux, rabique, etc. Jusqu'au jour où la chimie nous dévoilera leurs différences physiques, il faut les classer d'après les effets qu'ils produisent.

Mais longtemps encore nous ignorerons quels changements surviennent dans l'atmosphère, cet immense réservoir, pour produire ces épidémies de fièvres éruptives, d'érysipèles, de bronchites, de grippes, de fièvres puerpérales.

La thérapeutique, tout en combattant ces effets, favorise l'élimination. Suivons-la dans le traitement prophylactique et curatif.

Tandis que l'hygiène peut se flatter d'atteindre sûrement l'élément étiologique de la fièvre intermittente, du typhus, elle ne peut dans le choléra que formuler des règles générales qui cependant constituent encore de puissantes ressources contre ce redoutable ennemi. Tous les essais dirigés jusqu'à ce jour contre cette cause matérielle n'ont point abouti ; mais la prophylaxie, appuyée sur une hygiène éclairée, peut un jour trouver un spécifique et jusque-là elle ne saurait être négligée; isolement, aération, dissémination, sont de puissants auxiliaires.

La médecine peut encore moins que l'hygiène pour atteindre directement la cause intime. En présence des symptômes, en vue d'une élimination à favoriser, sa mission ne saurait cependant être stérile ou négative. Ce n'est pas dans un abus inconsidéré des remèdes que doit reposer une médication pleine d'écueils et d'insuccès, mais bien dans l'observation des symptômes fécondée par le raisonnement. Il n'est pas davantage possible d'arrêter brusquement une attaque de choléra qu'on ne peut empêcher un accès de fièvre. Dans les deux cas, le symptôme qu'on a sous les yeux est l'expression d'un empoisonnement ; le quinquina empêche le retour d'un accès en s'adressant au miasme qu'il neutralise; en son absence, la médecine serait réduite à soutenir, aider, favoriser les efforts que fait l'organisme pour chasser le principe morbifique.

Traiter cette diarrhée qui annonce la présence du mal est la première indication ; contre elle la thérapeutique possède des moyens nombreux et certains. A ce degré, les préparations opiacées jouissent d'une efficacité incontestable.

Deux phénomènes principaux dominent la sidération et attirent forcément toute l'attention du praticien : d'un côté la diarrhée et les vomissements, de l'autre le refroidissement général avec ralentissement du pouls. Pour arrêter ces évacuations par le tube digestif, toutes les médications ont été employées sans qu'aucune ait donné des résultats bien concluants ; les purgatifs salins nous ont paru devoir être préférés aux opiacés qui, dans la diarrhée prémonitoire, avaient parfaitement réussi. Contre la réfrigération, les stimulants diffusibles associés aux boissons chaudes et aux excitants extérieurs ne doivent pas être négligés ; le rhum donné à propos, à doses fractionnées et contenues dans une infusion aromatique, a été le moyen que nous avons employé généralement.

Quand la période de réaction survient, une médication nouvelle est réclamée par l'appareil symptomatologique ; les anti-phlogistiques jouent ici le principale rôle, mais il faut se garder d'en user trop largement : maintenir la réaction qui s'opère dans chacun des organes de l'économie, c'est le fait d'un jugement droit et d'une observation soutenue.

Si le choléra est un mystère pathologique et qu'il n'existe contre lui aucun moyen spécifique, ni préservatif, ni curatif, n'oublions pas que le médecin qui lui oppose des règles hygiéniques et qui combat, par une médication appropriée, une série de symptômes, ou un symptôme particulier, intervient le plus souvent d'une manière efficace.

§ VII. C'est après le choléra de 1854 que le *scorbut*, jusqu'alors fort rare, se manifesta dans notre escadre avec une violence telle que nos équipages furent bientôt réduits de moitié. L'influence exercée sur le système nerveux et la nutrition par le fléau asiatique fut ici irrécusable. Le biscuit, le bœuf salé, les légumes secs, donnés indifféremment à des hommes dont l'estomac eût désiré des aliments nutritifs sous un petit volume, ne furent que très-difficilement assimilés. Aussi voyez la progression que suit la maladie : Tandis que du premier janvier au premier août 1854, il n'était entré dans notre hôpital que 16 scorbutiques,

En Août on en reçoit. 15

Septembre. 17

Octobre (1). 6

Novembre. 42

Décembre. 56

A cette époque, le nombre des scorbutiques atteignit un chiffre si élevé que, par les ordres de l'amiral Hamelin et les soins de M. Marroin, médecin principal, un hôpital fut créé à Calchi et spécialement destiné à recevoir les scorbutiques. Le chiffre de ceux qui furent traités à Thérapia s'éleva à 376.

L'alimentation, qui joue le rôle principal dans la production du scorbut, agit dans cette circonstance non point parce qu'elle était malsaine ni matériellement insuffisante, mais parce que sa qualité ne convenait point à certains organismes déjà affaiblis. A cette cause capitale, essentielle, l'humidité, le froid, l'encombrement, les travaux excessifs vinrent ajouter leur action. Si, malgré ces dernières causes, la nourriture du matelot eût pu être variée, choisie, substantielle sous un petit volume, consister en bonnes soupes grasses, nul doute qu'on n'eût rencontré le scorbut qu'à titre d'exception. Cette maladie étant de la classe de celles qu'il faut surtout prévenir, on devra constamment s'attacher à pourvoir de vivres frais une escadre. Pour si coûteux que soient les approvisionnements, il y aura, tous comptes faits, économie à les obtenir.

Lorsque le scorbut est constitué, par quelle médication peut-on espérer en arrêter les progrès? Puisqu'il est incontestable que tous les désordres découlent d'une altération du sang qui semble surtout défibriné, la médication antiphlogistique me paraît nuisible. Les purgatifs peuvent parfois être utiles, mais il faut en être sobre.

Dans toute la liste des médicaments dits antiscorbutiques je n'ai rien pris. Les préparations ferrugineuses ne sont pas très-efficaces; avec elles les digestions deviennent plus pénibles; elles retardent plutôt qu'elles n'avancent la guérison. Le quinquina n'est aussi utile que dans des cas particuliers.

Voici comment je procédais : Si le malade était très-affaibli, je donnais du bouillon en petite quantité toutes les deux heures, puis j'ajoutais successivement le chocolat, la soupe qu'on donnait jusqu'à quatre fois par jour à mesure que le malade reprenait

____

(1) Si, dans le mois d'octobre, on ne trouve que 6 scorbutiques, c'est que déjà leur nombre considérable les avait fait diriger sur l'hôpital de Daoud-Pacha.

ses forces. A un degré moindre de gravité, on donnait chocolat, quart et soupe, fruits ou confitures. Dès que le malade pouvait manger la portion, je la donnais ; la portion de vin était de rigueur ; j'ajoutais indifféremment : tisane vineuse, limonade ou orangeade.

Pour les ulcérations buccales : gargarismes avec l'alun et l'alcool antiscorbutique, attouchements avec un pinceau trempé dans la teinture d'iode ou l'acide chlorhydrique.

Les plaies des membres étaient pansées avec le vin aromatique et le sucre en poudre.

Pour arrêter les flux diarrhéiques, je prescrivais des lavements avec la décoction de ratanhia, le gros vin et souvent la teinture d'iode.

Dans les épanchements pleurétiques ou abdominaux, quelques vésicatoires, du nitrate de potasse à petites doses constituaient la médication. A tous ces moyens se joignaient la propreté de la peau, les frictions sèches, la promenade au soleil et en plein air. Les malades qui ne pouvaient marcher étaient portés dans la cour et s'en trouvaient très-bien. (*Extrait d'un mémoire lu à la Société impériale de médecine de Constantinople le* 18 *juillet* 1856, *et reproduit en septembre* 1857 *dans la* Gazette médicale d'Orient.)

§ VIII. La fréquence des *rhumatismes* est expliquée par le séjour de nos équipages dans la mer Noire. Après des médications ayant pour base le colchique, le nitrate de potasse, l'opium, nous avions adopté, comme méthode générale de traitement, le sulfate de quinine à la dose de 1 et 2 grammes par jour, précédé au début d'un vomitif. Par ce traitement, nous avons vu des rhumatismes aigus généraux, qui empêchaient tout mouvement et ne toléraient même pas le poids d'une couverture sur le corps qu'il fallait garantir par des cerceaux, rhumatismes avec endocardite, rapidement améliorés ; la moyenne du traitement a été de 8 jours. — Un malade a pris, en 13 jours, 31 grammes de sulfate de quinine ! tant il est vrai que les médicaments ont un mode d'action tout différent, selon qu'il s'exerce sur un organisme sain ou malade.

§ IX. Nous n'avons rien de particulier à signaler concernant les *pneumonies ;* le tartre stibié seul ou combiné à la saignée a toujours formé la base du traitement ; la digitale bien souvent nous a rendu un service signalé quand le tartre stibié ne pouvait

être toléré, et que les sujets étaient trop affaiblis ; le chloroforme en inspirations a agi très-efficacement sur deux pneumo-
niques au deuxième degré fatigués par une toux opiniâtre et
ne pouvant tolérer l'émétique. Pendant trois jours, toutes les
deux heures, on obtint une anesthésie incomplète. Chaque malade inspira environ 100 grammes de chloroforme en 3 jours ;
cette demi-ivresse procurait un bien-être sollicité par le malade. Les pleurésies et les épanchements de toute nature ont été
très-nombreux ; nous avons eu l'occasion de les signaler chez les
scorbutiques. La thoracentèse, suivie des injections iodées, me
paraît dans ces épanchements considérables devoir être indiquée ;
en prévenant l'asphyxie, elle donne un moment de répit qui peut
être utilisé pour réveiller l'organisme et stimuler les fonctions.

§ X. Les rudes labeurs, les intempérances du marin, les
transitions brusques climatologiques auxquelles il est soumis,
exercent une influence marquée sur le développement de la
phthisie. Les variations brusques et rapides qui dans la mer
Noire survenaient dans la température, l'hygrométrie, la pression atmosphérique, devaient à elles seules engendrer la tuber-
culisation pulmonaire ou favoriser son développement. Le
chiffre des bronchites et des phthisies parle assez haut et n'a
pas besoin de commentaires. Les Orientaux, chez lesquels la
phthisie est rare, font usage de fourrures et de vêtements qui les
garantissent efficacement contre ces variations atmosphériques.
Deux guérisons seulement obtenues par les inspirations des va-
peurs iodées et ammoniacales combinées à un régime analeptique, nous ont montré combien il est difficile d'arrêter l'évolution du tubercule. L'influence de la vie du matelot sur la
phthisie ne saurait amener à conclure que la pureté de l'air
marin, ses qualités spéciales, sa température plus uniforme,
sont nuisibles ou indifférentes aux phthisiques. Le nombre très-
élevé des bronchites et des phthisies, en éveillant l'attention sur
des mesures hygiéniques à introduire dans la vie du marin, ne
signifie pas que la navigation dans des latitudes tempérées, que
l'habitation sur le littoral maritime sous une latitude choisie, ne
soient d'un grand secours dans le traitement de la phthisie. Certes, le phthisique, qui, pour se guérir, s'enrôlerait dans les cadres
de la marine, commettrait la plus grossière erreur ; mais je com-
prendrais un bâtiment qui, installé pour recevoir ce genre de
malades, irait louvoyer dans des régions tempérées, et, plaçant
le sujet dans d'excellentes conditions climatériques, aiderait
l'efficacité d'un traitement rationnel.

§ XI. Les affections du foie et les dysenteries ont trop d'affinité et de liens de parenté avec les maladies précédemment décrites pour ne pas avoir marqué dans notre cadre ; si ces affections n'ont rien offert de spécial, nous ne pouvions nous empêcher de faire ressortir leur présence. Elle atteste de cette unité, caractère fondamental de la pathologie, qui nous fait assister aux mêmes scènes morbides sous les latitudes les plus variées, les climats les plus divers ! Le médecin philosophe, éclairé par cette grande harmonie qu'il peut retrouver parmi les éléments en apparence les plus hétérogènes, puise souvent les meilleures inspirations thérapeutiques dans les méditations que ces considérations élevées entraînent.

AFFECTIONS CHIRURGICALES.

GENRES D'AFFECTIONS.	Entrés.	Sortis.	Évacués.	Morts.
Plaies.	108	63	20	25
Ulcères.	31	8	23	»
Abcès froids	26	7	10	9
Abcès phlegmoneux.	101	82	4	15
Phlegmons diffus.	14	6	5	3
Fistules.	6	6	»	»
Hygromas.	5	5	»	»
Hydarthroses.	4	4	»	»
Tumeurs blanches.	3	»	3	»
Fractures.	47	12	30	5
Amputations.	29	»	21	8
Maladie de l'œil.	16	9	6	»
Maladie du testicule.	10	4	7	»
	400	206	129	65
AFFECTIONS SYPHILITIQUES.				
Urétrite simple.	8	8	»	»
Chancres.	15	15	»	»
Chancres et bubons.	20	19	»	1
Orchite.	4	4	»	»
	47	46	»	»
AFFECTIONS CUTANÉES.				»
				»
Urticaire.	4	4	»	1
Eczéma.	3	3	»	»
Herpès.	3	3	»	»
Purpura.	4	2	1	»
Impétigo.	2	2	»	»
Pytiriasis.	2	2	»	»
Psoriasis.	5	5	»	»
Icthyose	1	»	1	»
Gale.	6	6	»	»
	30	27	2	1

Art. 1er. Considérées au point de vue le plus général, les *plaies* présentent entre elles des variétés et des différences qui ont servi aux auteurs classiques pour établir des divisions très-fondées. Parmi elles, la classe des plaies par armes à feu est celle qui nous a le plus vivement intéressé, tant par la diversité que par les indications imprévues que chacune réclamait. Ces plaies produites par des boulets pleins, des éclats d'obus, de bombe ou de bois, s'accompagnaient de désordres en rapport avec des causes aussi puissantes. Il est remarquable, en effet, que la presque totalité des plaies par armes à feu, reçue à l'hôpital, provenaient du combat du 17 octobre, dans lequel, on le sait, l'artillerie seule fut en jeu. Comme effets bizarres produits par ces énormes projectiles, nous citerons :

1° Une dénudation complète des muscles postérieurs et externes de la cuisse depuis le creux poplité jusqu'au trochanter. Le muscle biceps séparé de ses congénères et comme disséqué flottait suspendu par ses attaches. — La guérison fut complète.

Une autre plaie dans une position analogue, moins étendue cependant, fut plus longue à guérir parce que les muscles avaient été plus profondément lésés.

L'étendue du traumatisme est donc moins grave que la profondeur.

2° Un nommé Mérigny fut frappé d'un boulet qui, labourant la partie postérieure du cou, y causa une profonde gouttière en fracturant les apophyses épineuses des vertèbres cervicales. La cicatrisation de la plaie fut obtenue ; mais le malade, deux mois après, mourut phthisique.

3° Un chef de pièce du *Napoléon* avait eu les parois abominales enlevées par un boulet qui l'avait frappé obliquement au moment, où courbé sur l'affût, il se disposait à pointer sa pièce. La peau enlevée d'une épine iliaque à l'autre avait laissé à nu les muscles abdominaux qui, inégalement lésés, offraient de larges éraillures à travers lesquelles se montraient les anses intestinales, ici complétement dénudées, là encore enveloppées du péritoine. Cette plaie large, noirâtre par plaques, se recouvrit, à la chute des escarres, de bourgeons charnus d'un très-bon aspect. Au 27e jour, alors que me rappelant le trompette cité par Larrey, tout me faisait expérer une guérison, des symptômes de péritonite se manifestèrent et le malade succomba rapidement.

Un écart de régime fut peut-être la cause de ce dénouement.

4° Un éclat d'obus en se logeant dans la face avait produit des désordres qui donnaient au malheureux blessé un aspect hideux. Je n'ai jamais vu de plus affreuse mutilation. Le maxillaire inférieur fracturé dans son corps s'abaissait, entraînant avec lui la langue qui, tuméfiée et bleuâtre, était méconnaissable. Le nez détaché faisait partie d'un lambeau cutané ayant pour base la joue droite. Le maxillaire supérieur gauche et l'œil se présentaient informes et broyés au fond d'une excavation ; l'œil droit disparaissait sous des paupières bleuâtres et ecchymosées. Au 10e jour la mort vint mettre fin à des souffrances intolérables.

5° Une plaie jugée d'abord de peu d'importance siégeait à la partie supérieure de la cuisse, sur le côté externe du triangle de Scarpa. L'œil ne découvrait qu'une solution de continuité aux lèvres boursouflées, et le toucher à travers l'empâtement des parties ne donnait la sensation d'aucun corps étranger. Au bout de quelques jours, le malade accusant de la douleur, je procédai à une exploration à l'aide du stylet. Une esquille de bois longue de 0,04, après avoir pénétré obliquement sous la gaîne des vaisseaux dans la direction qu'elle affecte, s'était logée obliquement et ne décelait sa présence que par une douleur nullement en rapport avec l'aspect extérieur de la plaie.

Sur 40 hommes, atteints de plaies d'armes à feu accompagnées la plupart de désordres graves et étendus, 4 seulement succombèrent. J'en ai signalé déjà 3 ; le 4e présentait une plaie du genou par éclat d'obus, communiquant avec l'articulation et une vaste collection purulente de la partie interne de la cuisse.

Pour acquérir de la gravité, *les plaies de tête* n'ont pas besoin de s'accompagner de fracture du crâne, et on peut le dire, il n'existe pas de plaie de tête simple. Le cuir chevelu, par sa structure, possède le triste privilége de donner facilement accès à l'érysipèle et comme, entre les membranes externes et internes des os du crâne, il existe une corrélation intime, les plaies qui tout d'abord paraissaient simples et semblaient guérir facilement, quelquefois entraînaient tout à coup des désordres fort graves. Deux hommes entrent à l'hôpital pour une plaie de tête produite par une cause identique. C'est un épissoir qui, échappé des mains d'un ouvrier, tombe de la hune, perce le chapeau et blesse le crâne à droite de la suture sagittale. L'un de ces matelots appartient à *l'Iéna*. L'épissoir perforant les parties molles, les os, a pénétré dans le cerveau à environ 0,04 ; une paralysie du bras gauche est notée ; des esquilles osseuses nécessitent une extraction que doivent faciliter des incisions étendues ; la guérison est obtenue et le malade est renvoyé en France avec un peu de gêne dans les mouvements du poignet. L'autre matelot provient de *la Belle-Poule*. L'épissoir qui a lésé le péricrâne ne paraît pas avoir entamé le pariétal, la pointe en glissant a seulement produit une plaie longitudinale de 0,03. Aucun accident sérieux n'a suivi le choc ; un instant étourdi, le malade n'a pas perdu connaissance ; il n'existe pas de paralysie ; la pupille se contracte également des deux côtés. Au 8ᵉ jour de l'envoi à l'hôpital alors que j'allais renvoyer ce matelot, une méningite se déclara et emporta le malade. L'autopsie nous montra la dure-mère décollée et recouverte de pus au niveau du pariétal, qui offrait une fêlure ; il existait en outre des traces de méningo-encéphalite.

On ne saurait donc trop insister sur ce point qu'à part un traitement énergique, la rémission des symptômes n'étant que passagère et trompeuse, une surveillance est encore nécessaire pendant la convalescence. — Entretenir la liberté du ventre, appeler le sang vers les pieds par des irritants cutanés et une douce chaleur, combiner les réfrigérants locaux à des évacuations sanguines, forment la base principale du traitement, sans oublier une alimentation modérée.

Nous n'avons observé qu'une seule *plaie de poitrine* : Un interprète est attaqué à l'improviste par trois Croates qui se sont promis de le tuer en plein jour, sur une place publique, pour que sa mort serve d'exemple. Un des Croates, après l'avoir saisi par le collet de l'habit avec la main gauche, lui enfonce de l'autre main un long stylet qui, pénétrant au niveau de l'angle supérieur et interne de l'omoplate gauche, vient sortir au niveau du mamelon du même côté. Puis deux coups de feu sont tirés à bout portant sur le malheureux qui, échappé à l'étreinte du Croate, avait pris la fuite. Une balle emporte, en l'effleurant, le pan de la redingote, trois chevrotines se logent dans l'avant-bras droit. Échappé à cet assassinat qui s'accomplit sous mes yeux, le blessé fut conduit à l'hôpital, où je fus assez heureux pour obtenir sa guérison.

Indépendamment de la *plaie de l'abdomen*, déjà mentionnée, nous avons accidentellement reçu un sapeur du génie qui avait été frappé d'un coup de couteau dans le bas-ventre ; le blessé succomba quelques heures après son arrivée.

Comme accident des plaies nous n'avons pas observé la pourriture d'hôpital ; deux fois elle a été introduite par des plaies venues d'Eupatoria, mais elle a été promptement enrayée. Ce fait mérite d'être noté en regard de ce qui se passait à Kalindjé, hôpital militaire situé vis-à-vis nous sur la côte d'Asie, où la pourriture d'hôpital, malgré les mesures les mieux entendues, a régné constamment.

Le tétanos a aussi été rare ; une fois il s'est déclaré sur un ty-

phique porteur de larges escarres au sacrum et aux jambes;
une autre fois sur un matelot *du Charlemagne,* qui avait eu la
première phalange du petit doigt séparée dans sa continuité par
un couperet. Cet accident rappelait à notre esprit cette triste
époque de la chirurgie où Botal avait conseillé ce procédé opé-
ratoire. La section très-nette en apparence des parties molles
et de l'os fit repousser l'idée d'une amputation dans l'article;
moi-même j'hésitai à y recourir quand le tétanos se fut déclaré.
Combiné au chloroforme, à l'opium, ce moyen que M. J. Roux
a conseillé eût peut être sauvé le malade. L'autopsie nous fit dé-
couvrir des parcelles d'os qui avaient échappé pendant la vie
à notre investigation et qui furent, on doit le croire, le point de
départ d'un accident que nous n'avons plus observé depuis.

Une seule fois j'ai pratiqué la ligature d'une artère pour re-
médier aux accidents causés par une plaie d'artère. Les circonstances dans lesquelles se produisit cette lésion lui donnent place
ici. C'était un charpentier qui, monté sur un échafaudage à la
hauteur d'un 2e étage, perdit l'équilibre; calculant avec la rapi-
dité de l'éclair le danger qu'il allait courir, cet homme n'hésita
pas à passer son bras à travers un carreau de vitre qu'il brisa;
il évita la chute, mais, suspendu et pesant de tout le poids de son
corps sur le pli du bras droit, les muscles et l'artère furent
coupés par un morceau de vitre. Dans l'impossibilité de lier les
bouts de l'artère dans la plaie, je fis la ligature à la partie
moyenne du bras.

Art. 2. A côté des plaies nous avons rangé *les ulcères,* dont
le caractère fondamental est de se perpétuer indéfiniment et
même de s'étendre en dépit des médications les plus rationnelles.
Parmi les 16 ulcères mentionnés, 11 étaient franchement scorbutiques, 3 variqueux, 2 calleux, ces derniers sur un fond de
scorbut. Chacune de ces variétés présentait sa physionomie caractéristique, avec cette différence que, tandis que des soins
purement locaux suffisaient aux uns, les autres ne pouvaient
guérir qu'à la condition de voir l'organisme modifié en entier.

Art. 3. Ouvrir les *abcès phlegmoneux* quel que soit leur
siége, dès que la présence du pus est constatée ou seulement
devinée, telle a été notre règle la plus constante. — Les abcès
phlegmoneux superficiels, limités, peu étendus, ont souvent été
traités par la ponction sous-cutanée suivie de l'injection iodée.
C'est le traitement que M. J. Roux a depuis longtemps appliqué
avec succès aux bubons et qui m'a donné des résultats très-

satisfaisants. Sur 16 abcès traités ainsi, 11 ont guéri, 2 ont nécessité une deuxième injection, 3 ont vu l'inflammation augmenter, et le bistouri a dû inciser les parois amincies de la poche.

Le panaris est fréquent chez les matelots ; les travaux manuels en les exposant aux piqûres, aux contusions, endurcissent aussi l'épiderme qui forme alors une sorte d'étui corné inextensible. Quand l'inflammation se développe dans les tissus sous-jacents, la douleur est d'autant plus vive que l'expansion inflammatoire est plus gênée ; aussi l'incision est-elle ici le seul moyen, quelle que soit l'espèce de panaris. Le traitement abortif trouve peu son application. Le matelot ne vient en général réclamer des soins que quand l'inflammation, déjà avancée, a déterminé la formation d'un pus qui doit être éliminé. La compression des artères de l'avant-bras, l'élévation du membre, doivent toujours intervenir dans le traitement. Sur quelques panaris et abcès chauds qui me paraissaient offrir des chances d'avortement, j'ai essayé les sangsues en petit nombre d'une manière permanente, l'onguent mercuriel, le collodion, la glace, et ces essais m'ont montré que le froid, appliqué d'une manière continue, est le moyen le plus héroïque. L'onguent mercuriel est très-infidèle, presque capricieux, comme le collodion, mais avec moins de certitude, il m'a paru hâter ce qu'on appelle la maturité de l'abcès, le mieux circonscrire, l'empêcher de s'étendre : bénéfices réels, qui cependant ne font pas éviter cette incision parfois si douloureuse, toujours tant redoutée. Le collodion, appliqué sur des abcès siégeant à la poitrine, à l'abdomen, nous a rendu des services incontestables ; nous avons pu limiter avec lui des phlegmons érysipélateux qui menaçaient de devenir très-graves.

Les piqûres des doigts ou des orteils, suivies de panaris qu'une incision guérit, sont encore les cas les plus heureux. A part l'amputation des phalanges, l'angéioleucite est l'accident le plus redoutable. Neuf fois elle est apparue sur des membres, s'accompagnant de symptômes graves. En voici deux exemples extraits de mes *Comptes rendus* :

« Un matelot du *Caton,* entré pour une piqûre du gros orteil qui avait « mis à nu la phalange, a été atteint d'angéioleucite ; 11 foyers purulents « ont été ouverts sur le trajet du vaisseau ; la guérison est assurée. »

« Cauvin, 2ᵉ maître calfat du *Trident,* fut envoyé à l'hôpital le 28 sep- « tembre avec la note suivante : Est à l'hôpital du bord depuis près de « 15 jours, y est rentré avec une fièvre qui a bientôt pris le type quoti- « dien. Sulfate de quinine, cessation des accès, abcès à la face dorsale de

3.

« la main gauche aujourd'hui guéri complétement, douleur de l'épaule du
« même côté, accompagnée d'empâtement de la région, sans élancements.
« La tuméfaction a diminué, mais il reste de la faiblesse et un état gé-
« néral mal défini.

« Ayant examiné ce malade avec grand soin, nous reconnûmes que
« l'abcès regardé comme guéri fournissait encore du pus, que l'avant-bras
« était œdématié, et qu'une pression modérée déterminait de la douleur
« dans tout le trajet des vaisseaux brachiaux. Un empâtement de la région
« sous-axillaire, l'impossibilité de mouvoir le bras, nous firent penser que
« le défaut de fluctuation n'impliquait pas l'absence d'une collection pu-
« rulente ; une ponction exploratrice fut faite au niveau du bord externe
« de l'omoplate, et, après un trajet oblique de bas en haut d'environ 0,05,
« un flot de pus se fit jour ; il s'en écoula environ 400 gr. Cependant
« l'état général n'avait éprouvé aucune amélioration, chaque soir surve-
« nait un accès de fièvre, et l'estomac rejetait tous les liquides ingérés.
« Aujourd'hui le pus est encore fourni en abondance et les forces tendent
« chaque jour à diminuer, tout fait présager une terminaison fâcheuse.

« L'autopsie nous fit reconnaître tous les désordres d'une lymphite profonde. »

Art. 4. *Les abcès froids* idiopathiques, dont le nombre a été
très-considérable, ont été soumis au même traitement : incision
suffisante pour évacuer le pus, injections iodées au 1/4, métho-
diquement répétées.

1. Abcès froid de la région fessière ; volume d'une tête d'enfant, pa-
raissant intermusculaire. — Incision, 5 injections successives ; guérison en
20 jours.

2. Abcès froid de la région fessière, peu saillant, mais étendu, sous-
cutané, résultant d'une contusion. — Incision, 3 injections successives ;
guérison en 14 jours.

3. Abcès hématique de la fesse ; résultant d'une contusion reçue il y a un
mois. — Incision, 3 injections successives ; guérison en 6 jours.

4. Abcès de la partie externe de la cuisse au-dessous du trochanter ; dé-
veloppé lentement à la suite du choc d'un canot. — Incision, 2 injections
successives ; guérison en 9 jours.

5. Abcès de la partie antérieure et interne de la cuisse, produit par un
coup de pied de cheval reçu il y a deux mois. — Incision, pas d'injection ;
mort.

6. Énorme abcès au-dessous de l'omoplate droite, chez un convalescent
de fièvre typhoïde, survenu à son insu. — Incision, 8 injections successives ;
guérison en 22 jours.

7. Abcès de la grosseur d'une pomme au niveau de la 9e côte. — Incision, 12 injections successives ; guérison en 32 jours.

8. Abcès de la région lombaire, idiopathique, précédé d'un lombago. — Ponction, 3 injections successives; guérison en 12 jours.

13. Abcès de l'abdomen, siégeant du côté droit entre le péritoine et la couche profonde des muscles, survenu spontanément chez un homme affaibli, pris par une anasarque. Pus épais, verdâtre, à odeur stercorale prononcée. — Incision, 2 injections iodées; guérison en 18 jours.

14. Un nommé Orsini, blond, lymphatique, affaibli par un long séjour à Eupatoria, portait 4 collections purulentes séparées par des cloisons complètes et occupant en écharpe tout l'espace compris entre le bord inférieur de l'épaule droite et la dernière côte du même côté. — Incision à la fois sur les 4 collections, 16 injections; guérison en 35 jours.

15. « Un matelot du *Bayard*, atteint depuis longtemps d'une angéio-
« leucite qui a franchi les limites de l'arcade crurale, présente un vaste
« abcès de la fosse iliaque. Les conditions générales sont d'ailleurs
« mauvaises : le sujet est affaibli, d'une grande sensibilité et sans énergie
« morale.

16. « J'ai encore à signaler un phlegmon énorme qui a disséqué les
« muscles pectoraux du côté droit avec fusées purulentes entre les
« muscles grand dentelé et grand dorsal. Dès l'arrivée de ce malade, j'ai
« dû, à cause de l'odeur fétide qu'il répand, l'isoler dans un cabinet. »
(*Compte rendu* de juillet 1854.)

« J'avais eu l'honneur, monsieur le médecin en chef, de vous signaler, dans
« le mois de juillet, 2 blessés fort graves ; aujourd'hui j'ai la satisfaction de
« vous annoncer que l'un d'eux est retourné en escadre entièrement guéri.
« C'était une angéioleucite avec un abcès dans la fosse iliaque ; une inci-
« sion pratiquée au-dessus de l'arcade crurale, suivie de plusieurs injec-
« tions successives de teinture d'iode, malgré le voisinage du péritoine,
« a amené ce résultat.

« L'autre, porteur de cet énorme phlegmon des parois thoraciques avec
« fusées purulentes et odeur fétide, sortira complétement guéri sous peu
« de jours. La teinture d'iode localement, l'iodure de potassium à l'inté-
« rieur, me paraissent avoir puissamment aidé à ce résultat. » (*Compte
rendu*, 1er octobre 1854.)

17. Vaste abcès à la cuisse chez un scorbutique mort 3 jours après la ponction.

Art. 5. Le nombre des *phlegmons diffus* parfaitement carac-
térisés a été assez considérable, tout en restant peu proportionné
aux causes nombreuses qui pouvaient les engendrer et au chiffre
élevé de nos équipages.

Les variétés admises par M. Chassaignac: en nappe, panicu-
laire, sous-aponévrotique, total, sont éminemment pratiques ; on
les retrouve facilement avec un peu d'attention, et cette distinc-
tion permet d'instituer pour chacune d'elles un traitement ap-

proprié ; il ne faut jamais les négliger quand on désire faire des incisions.

En effet, quel est le but qu'on se propose d'atteindre en les employant? Est-ce simplement de dégorger le membre? Aller débrider des aponévroses, qui étreignent les muscles tuméfiés par l'inflammation qui s'en est emparée, est assurément ce qui donne à ces incisions leur plus grande valeur. Deux procédés patronnés par des autorités recommandables, ont été tour à tour mis en pratique. Peut-être les phlegmons paniculaires et en nappe se contenteraient des incisions faites d'après les idées de Béclard ou de Dobson, mais, qu'on y prenne garde, la peau n'est ici atteinte que secondairement : l'inflammation réside tout entière dans le tissu cellulaire qui la double, et cette enveloppe, qui devient rouge, tendue, luisante, pour se couvrir plus tard de vésicules et de phlyctènes, n'a pas besoin d'être irritée davantage. La cause déterminante de l'érysipèle est souvent le résultat d'une irritation quelconque de la peau ; or, quoi de plus irritant que ces petites incisions auxquelles succède un état croûteux, dont les bords s'enflamment et constituent par la réunion successive un érysipèle général ?

Les incisions de 8 centimètres de long, comme les recommandent Dupuytren et Sanson, me paraissent moins bien remplir l'indication que celles qui n'ont que $0^m,02$, mais qu'on multiplie. L'emploi du chloroforme pour produire l'anesthésie est indiqué.

L'interposition d'un linge cératé entre les lèvres de la plaie doit être rejetée de la pratique. Les cataplasmes, dans ces lésions, me paraissent peu utiles, et je préfère disposer dans une gouttière le membre, en l'enveloppant de coton cardé ou d'un simple linge fenêtré. L'infection purulente est une terminaison fréquente du phlegmon diffus, c'est elle qu'il faut redouter et s'efforcer de prévenir. Ouvrir les clappiers purulents, empêcher la stagnation du pus, faire des lotions détersives fréquentes, me paraissent des indications qu'il faut toujours remplir. La teinture d'iode, le vin aromatique appliqué localement, le tartre ferrico-potassique associé à une alimentation analeptique, m'ont permis d'obtenir plus d'une guérison inattendue.

Art. 6. *Les fractures* ont constitué, dans le cadre chirurgical, les lésions sinon les plus nombreuses, du moins les plus variées, les plus graves, tour à tour engendrées par les armes à feu, des chutes, des chocs violents. Je me contenterai de signaler celles

qui me paraissent propres à éclairer certains points encore obs-
curs ou controversés de leur histoire:

Anatomie pathologique. Boyer avait admis des fractures
transversales que de nos jours MM. Cruveilhier et Malgaigne
révoquent en doute. Une seule fois, le fémur fracturé au 1/3 inférieur présentait une section nette et transversale, mais une
esquille de 0,006, détachée à la partie interne, la rendait cependant incomplète sans lui ôter rien de ce caractère en rave.

Comme exemple d'obliquité nous avons vu sur une jambe le
péroné fracturé à 0,03 de la malléole, tandis que le tibia l'était
à 0,05 de sa tubérosité interne. La fracture avait été produite
de bas en haut ; une bombe qui était venue se loger dans *un bau*,
au-dessous de la dunette de *la Ville-de-Paris*, éclata, soulevant
de bas en haut le plancher de la dunette et le projetant brusquement
dans toutes les directions. L'amiral fut renversé et contus, un de
ses aides de camp, M. Zédé, eut les deux jambes fracturées, et
c'est sur l'une d'elles que fut observée l'obliquité signalée.

Un matelot de *la Vengeance* fait une chute de la vergue de
perroquet dans la hune. On constata un gonflement considérable
et une ecchymose très-étendue, mais pas de fracture ; puis au
10e jour le malade me fut envoyé. La déformation du membre
me fit diagnostiquer une fracture, que la crépitation ne décelait
point ; de plus une gangrène de tout le membre me fit supposer
la lésion du vaisseau principal, et j'amputai au 1/3 inférieur de
la cuisse. L'examen de la pièce pathologique apprit que le tibia
fracturé en V présentait un coin dentelé, dont les engrenures
correspondaient à celles du fragment inférieur. L'articulation
péronéo-tibiale était ouverte. L'artère poplitée coupée présentait
dans son bout supérieur un caillot obturateur. Le nerf et la veine
étaient intacts. La lésion de l'artère avait été produite par l'ex-
trémité du fragment inférieur.

Nous avons observé deux fractures articulaires. L'une, produite par un éclat de bois, avait son siége à la tubérosité du tibia
qui, fracturé très-obliquement, se trouvait en outre divisé longitudinalement jusqu'à l'articulation. L'amputation de la cuisse
ayant été jugée indispensable, l'autopsie nous révéla ces désordres que nous n'avions pas soupçonnés.

L'autre fracture a été suivie de guérison, et nous n'avons pas
eu autant de certitude que pour la première. Un matelot, en tombant du mât de perroquet sur la hune, se heurte violemment le
genou, et le condyle interne du fémur gauche est fracturé. Ce fut

M. Thibaut, mon collègue, qui m'envoya ce malade et porta le diagnostic, dont je reconnus l'exactitude.

J'ai présenté à la Société impériale de Constantinople la partie inférieure d'un humérus qui, frappé par une balle, s'était fendu longitudinalement dans sa portion articulaire.

Les seules fractures incomplètes que nous ayons à signaler se sont produites sur le crâne. La perforation déjà citée par un épissoir, puis un calier qui reçut une baille tombée du pont, laquelle le frappa, par le cercle en fer qui dépassait son bord, sur le pariétal droit. L'os avait été en ce point comme dédolé. Malgré un érysipèle intense, ce blessé guérit.

Enfin nous avons vu guérir une fracture transversale des deux os de la jambe à trois centimètres de l'articulation tibio-tarsienne, compliquée de la fracture de la portion antérieure du calcanéum, qui fut extraite.

Étiologie. Certaines fractures sont produites par des causes directes qui épuisent sur le membre toute leur action, cette catégorie renferme toujours des cas graves.

Le nommé Pazari, de *la Ville-de-Paris,* est fortement saisi par la chaîne de l'ancre qui l'applique contre la bitte. L'os iliaque qui a supporté l'effort se fracture. Les mouvements qu'il est possible d'imprimer au fragment font diagnostiquer une fracture en V. Une escarre de $0^m,10$ carrés occupe l'abdomen et met à nu au 10e jour le péritoine. Des abcès avec fusées purulentes occupent le fessier. Malgré tous ces accidents la guérison est obtenue.

Un matelot du *Jupiter* eut le bras pris entre le bout-dehors et la vergue; sous cette pression l'humérus fut brisé au 1/3 inférieur. Malgré une gangrène des parties molles, la sortie d'une esquille volumineuse, la guérison s'ensuivit.

La fracture en rave du fémur, citée plus haut, avait eu lieu de la manière suivante :

L'ancre en tombant à la mer entraînait avec elle un cordage ; celui-ci entortille la cuisse d'un homme qu'il emporte jusqu'à l'écubier et là, éprouvant une résistance, se rompt, épuisant son effort sur le fémur.

Les fractures du cubitus résultant d'une chute sur la paume de la main sont rares et contestées. J'en possède pourtant un cas authentique. Voici dans quelles circonstances il se produisit. Un canotier placé à l'avant d'un canot désire sauter à terre au moment où celui-ci, ayant encore une vitesse marquée, s'approche du quai ; en prenant l'élan nécessaire pour exécuter son projet, le pied lui glisse, il tombe, et tout le poids du corps porte sur la paume de la main, qui a trouvé un point d'appui sur le bord du canot. On crut tout d'abord à une luxation du poignet, mais un examen attentif me fit connaître une fracture bornée au cubitus, 1/3 inférieur.

Pronostic. Il est rare que les symptômes puissent indiquer exactement au praticien les désordres qui accompagnent les fractures résultant des projectiles lancés par la poudre à canon. Nous avons souvent rencontré à l'autopsie des lésions qu'aucun symptôme n'avait pu indiquer. C'est cependant sur leur existence que doit être basée en grande partie la conservation ou la perte du membre. Trois fractures par éclats d'obus qui paraissaient simples ont nécessité l'amputation secondaire, et 2 fois la mort en est résultée.

Traitement. Dans les fractures simples tous les appareils réussissent, quand un état général ne s'oppose pas à la formation ou à la consolidation du cal.

Le scorbut montra ici une influence manifeste, puisque la moyenne du temps nécessaire à la consolidation fut au moins double de celle que l'on observe en [temps ordinaire et que 4 pseudarthroses durent être dirigées sur Toulon où nous espérions que le changement de milieu, le contentement du retour, devaient favoriser la guérison.

Dans les fractures compliquées, au contraire, le choix d'un appareil mérite toute l'attention du chirurgien ; des considérations nombreuses doivent aider à le fixer. Ceux qui, dans le silence du cabinet, exaltent les avantages du bandage de Scultet, par exemple, ne savent pas le temps que son application exige, et n'ont certainement jamais eu à panser dans une seule journée dix fractures compliquées.

Quand M. Malgaigne s'écrie : « Les indications sont tout, les appareils ne sont que secondaires, » il a raison ; mais il faut convenir que l'appareil qui remplira le plus d'indications sera encore celui qu'on devra préférer. Aussi voyez quelle immense collection d'appareils la science possède ! La difficulté de les bien connaître tous est telle, que des copies sont journellement proposées à titre de nouveautés.

Dans un cas des plus difficiles, puisqu'il s'agissait d'une fracture des deux jambes, j'ai été conduit à faire usage d'un appareil qui m'a réussi. C'est une boîte qui rappelle celles de Galien, J. H. Petit, Duverney, Baudens ; elle a donc bien des aînées et cependant, sous cet air de famille, elle présente des particularités qui peuvent la rendre plus utile et que j'indiquerai succinctement.

Sur un plateau-support vient s'articuler une boîte pouvant former suivant l'indication un double plan incliné. L'extension permanente s'y fait à l'aide d'un système de lacs dont un cric gradue à volonté la tension.

Double plan incliné et extension graduée à volonté constituent deux améliorations capables de rendre les plus grands services dans les fractures compliquées de la jambe pour lesquelles le chirurgien ne saurait s'entourer de trop de moyens. Comme toutes les boîtes, elle laisse à découvert le membre, facilite les pansements, permet l'application des liens coaptateurs, rend commode l'irrigation continue et permet la suspension.

Dans une thèse sur les fractures des membres inférieurs soutenue devant la faculté de Montpellier (juillet 1857), M. Ferdinand Reynaud a bien voulu décrire cet appareil et le reproduire à l'aide d'une figure.

Art. 7. Treize amputés furent évacués sur l'hôpital après le combat du 17 octobre. Les amputations pratiquées dataient de 10 jours quand je les examinai ; sur toutes on avait tenté la réunion immédiate par la suture et le diachylum, mais partout des lambeaux sphacélés laissaient à nu une vaste plaie qui donnait au moignon l'aspect d'un cylindre coupé perpendiculairement à son axe. Le résultat fut plus satisfaisant que ne l'avaient fait espérer ces amputations pratiquées à la suite de désordres graves, exposées à tous les dangers de l'encombrement et aux secousses inévitables que devait occasionner le transport à 150 lieues.

Dans le tableau ci-après on jugera des résultats fournis par les amputations immédiates et secondaires.

Le pansement des moignons fut très-simplifié. Que la réunion immédiate eût été cherchée par la suture ou les agglutinatifs, qu'elle eût ou non réussi, le membre était placé dans une gouttière et le moignon recouvert d'une simple pièce de linge. Sans soulever le membre, sans déranger le moignon, on entretenait la propreté en surveillant les accidents qui pouvaient survenir.

Les maladies de la peau n'ont rien offert qui mérite d'être noté : Un purpura hémorragique mortel en quelques heures, une icthyose aux squammes imbriquées, un pytiriasis du cuir chevelu fort ancien et dont triompha un traitement arsenical, des psoriasis aux formes bizarres, ne nous ont pas semblé mériter des développements.

Dans *les affections syphilitiques*, d'ailleurs peu nombreuses, le traitement local fut le plus souvent appliqué ; dans le chancre induré même nous dûmes être sobre de préparations mercurielles ; le phagédénisme arrivait vite sur ces constitutions entachées de scorbut, et les ferrugineux ont trouvé plus d'une heureuse application.

MM. Bouët de Willaumez, chef d'état-major, Michelin, commissaire d'escadre, Deville, chirurgien major de division, contribuèrent, chacun dans la sphère de ses fonctions, à la création de l'hôpital de Thérapia. Belle et philanthropique pensée de l'amiral Hamelin, dont les successeurs au commandement en chef de l'escadre devaient apprécier l'importance.

Les services que cet hôpital rendit à la marine pendant la guerre d'Orient ressortent de l'exposition sommaire des faits contenus dans ce rapport, et se traduisent par le relevé général établissant : sur 2,217 malades admis, 1,419 guéris,

438 évacués sur Toulon,
339 décédés.

Toutefois, on n'aurait de ces services qu'une idée incomplète, si on n'ajoutait, que du choix heureux du personnel chirurgical, administratif, clérical, résulta une entente parfaite, pour le soulagement physique et moral des malades !

Les chirurgiens placés sous mes ordres remplirent leur tâche avec intelligence, zèle et dévouement.

MM. Carle, chirurgien de 2ᵉ classe ; Fournier, chirurgien auxiliaire, m'avaient paru dignes d'une mention spéciale.

MM. Deville, Gibert, Marroin, Thibaut, tour à tour chirurgiens en chef de l'escadre, m'ont prêté leur concours éclairé, bienveillant, empressé auprès de l'autorité supérieure, et plus d'une fois m'ont aidé de leurs conseils expérimentés ; aussi est-ce avec un sentiment profond de gratitude que je les remercie de m'avoir spontanément tendu une main intelligente et amie !

Tableau des opérés soignés dans l'hôpital.

GENRE D'OPÉRATIONS.	Localité à laquelle l'opération a été faite.	NOMS.	PROVENANCES.	CAUSES.	MÉTHODES ET PROCÉDÉS.	TEMPS.	RÉSULTAT.	OBSERVATIONS.
10 amputat. de doigts.	H.	Lemonier, Jean.	Napoléon.	congélation des orteils.	amputation circulaire sur la limite du mal.	médiate.	guérison.	
	bord.	Gréhan, Charl.	Gomer.	panaris.	Id.	Id.	Id.	
	H.	Elarl, Mathieu.	Ville-de-Paris.	Id.	lambeaux.	Id.	Id.	
	H.	Legarère, Jean.	Caffarelli.	écrasement.	Id.	immédiate.	Id.	
	H.	Dreno, Pierre.	Charlemagne.	Id.	Id.	Id.	Id.	
	H.	Legall.	Friedland.	Id.	lambeaux.	Id.	Id.	
	H.	Regouphe.	Belle-Poule.	Id.	Id.	Id.	Id.	
	H.	Leguene.	Id.	Id.	Id.	Id.	Id.	
	H.	Raoul.	Henri IV.	Id.	circulaire.	Id.	Id.	
	H.	Danville.	Suffren.	Id.	Id.	Id.	Id.	
2 amputat. du poignet.	bord.	Auray, Charles.	Montébello.	éclat d'obus.	lambeau palmaire.	immédiate.	mort.	fracture de l'avant-bras du côté opposé.
	bord.	Lejean.	Henri IV.	déflagration de la poudre.	circulaire.	Id.	guérison.	cécité occasionnée par le même accident.
3 amputations du bras.	bord.	Isnard, Pierre.	Montébello.	éclat de bois.	circulaire du bras droit.	Id.	mort.	fracture de la clavicule droite et de l'avant-bras gauche.
	batteries.	Derhé, Jean.	Pomone.	éclat d'obus.	circulaire des deux bras.	Id.	Id.	
	H.	Bambini.	capit. au marc.	balle cylindrique.	Id.		guérison.	
1 amputat. de l'épaule.	batteries.	Pujol.	Ville-de-Paris.	boulet.	lambeau postérieur.		mort.	
1 amput. tibio-tarsienne.	H.	Hamon.	Vauban.	carie des os du tarse.	procédé de M. J. Roux.	Id.	guérison.	mort du choléra.
1 amput. sus-malléolaire.	H.	Richond, Aimé.	Canada.	écrasement.	procédé de M. Lenoir.	médiate.	Id.	
3 amputations de la jambe au lieu d'élection.	bord.	Lejouan.	Henri IV.	éclat d'obus.	circulaire.	immédiate.	Id.	
	bord.	Percheval.	Henri IV.	Id.	Id.	Id.	Id.	
	H.	Tristan, Pierre.	Valmy.	éclat de bois.	Id.	Id.	mort.	
8 amputations de la cuisse.	H.	Planchot, Nicol.	Valmy.	fracture de la jambe.	lambeau cutané antérieur.	médiate.	guérison.	a succombé plus tard au choléra.
	bord.	Francinuse.	Henri IV.	éclat d'obus.	circulaire.	Id.	mort.	
	batteries.	Clara, Xavier.	Bayard.	fracture de la jambe.	Id.	immédiate.	guérison.	sphacèle du moignon.
	bord.	Géraud, Jacq.	Valmy.	éclat d'obus.	Id.	Id.	Id.	Id.
	bord.	Bellée, Louis.	Henri IV.	Id.	Id.	Id.	Id.	Id. et pourriture d'hôpital.
	bord.	Brequel.	Montébello.	Id.	lambeau cutané antérieur.	Id.	mort.	
	H.	Avenard.	Vengeance.	fracture de la jambe et lésion de l'artère poplitée.	Id.	médiate.	Id.	
	H.	Agarravé.	Belle-Poule.	phlegmon.	circulaire.		guérison.	
1 kyste du cuir chevelu.	H.	Samatraki.	interprète.	kyste du cuir chevelu ayant le volume d'une tête de fœtus.	embrochement.		guérison.	
1 ligature de la brachiale.	H.	Dimitri.	charpentier.	section des muscles et des vaisseaux.	au pli du bras.		Id.	
1 boutonnière.	H.	Dufley.	Montézuma.	abcès urineux.	périnéale.			
1 empyème.	H.	Stiflaër	Ville-de-Paris.	pyothorax.	empyème.		Id.	
1 cataracte.	H.	Carlo	interprète.	cataracte double.	abaissement des deux cristallins à 1 mois d'intervalle.		Id.	perte de l'œil opéré en dernier lieu.
1 sarcocèle.	H.	Ledun.	infirmier	sarcocèle du côté gauche.	procédé de feu J. J. Reynaud.		Id.	
4 hydrocèle.	H.	divers.	matelots.	de la tunique vaginale.	injection iodée.		Id.	